Birgit Straka

BAUMHEILKUNDE

Altes Wissen bewusst erleben

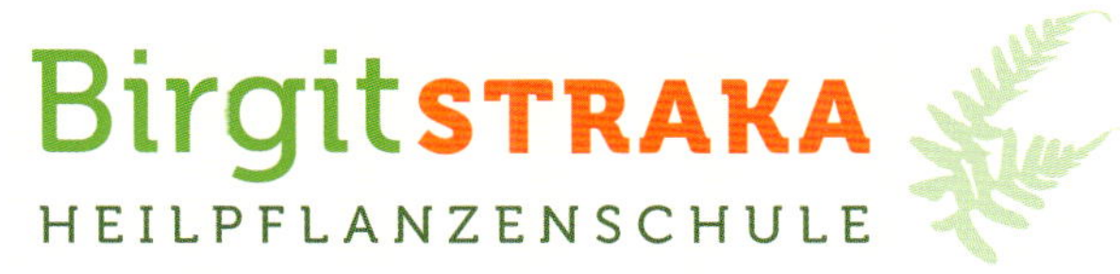

Inhaltsverzeichnis

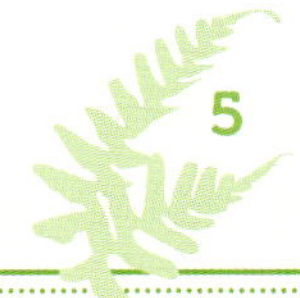

Inhaltsverzeichnis

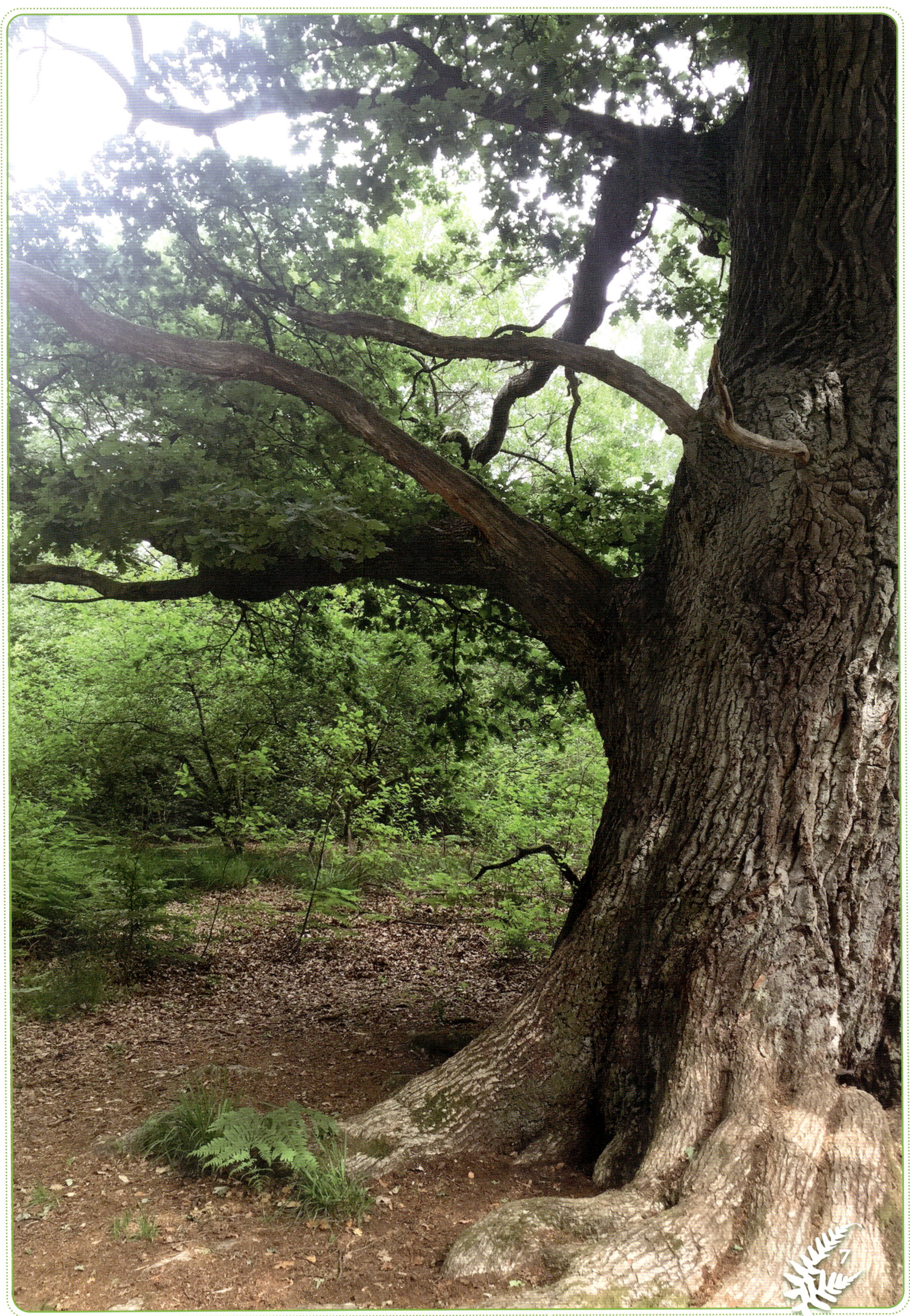

Vorwort

Ich bin immer wieder erstaunt und berührt, wie Bäume in Symbiose mit uns Menschen – und natürlich auch mit anderen Lebewesen – leben. Ihre unglaubliche Kraft, ihre Größe und ihre Anmut haben schon unzählige Dichter und Maler beflügelt. Ihre Geduld und Standhaftigkeit zieht uns in ihren Bann. Ihre Borke ist faszinierend und lädt zu Erkundungsausflügen mit den Händen ein.

Ich lade Euch auch ein – auf eine gemeinsame Entdeckungsreise zu unseren heimischen Bäumen, die eng verwoben sind mit unserer Kultur, und die mancherlei Geschichten zu berichten und Weisheiten zu erzählen wissen. Bäume und Menschen haben viele Gemeinsamkeiten: sie lieben Gesellschaft. Sie nehmen Dinge und Lebewesen wahr, sie wachen und sie schlafen. Und sie kommunizieren miteinander.

Ein besonderes Anliegen für mich ist, Euch Bäume in ihrer Heilwirkung nahe zu bringen. Ihr könnt die Verschiedenartigkeit der Bäume fühlen und ihre unterschiedlichen Ausprägungen in Körper und Seele wahrnehmen. Und ich würde mich freuen, wenn Ihr den Baum auf eine neue Art verstehen lernt, seinen Charakter und Wesensart entdeckt.

Mit diesem Buch möchte ich zudem auch neue Impulse setzen, welche allen Teilnehmern meiner Ausbildungen und natürlich allen anderen Baumfreunden als Wegbegleiter dienen sollen.

Wie auch in meinem erst erschienenen Buch ›Heilpflanzenkunde – Kraftvolle Wildkräuter zu jeder Zeit‹ bediene ich mich der wir-Form: Sie symbolisiert für mich die Verbindung aller Menschen über Grenzen hinweg stehen, unabhängig von Kulturen und Religionen.

Lasst uns nun eintauchen und uns die Vorzüge und Einzigartigkeit dieser stattlichen Pflanzen genauer in Augenschein nehmen: Willkommen in der Welt der Bäume!

Herzlichst Eure

Birgit Strala

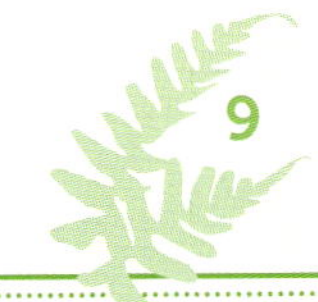

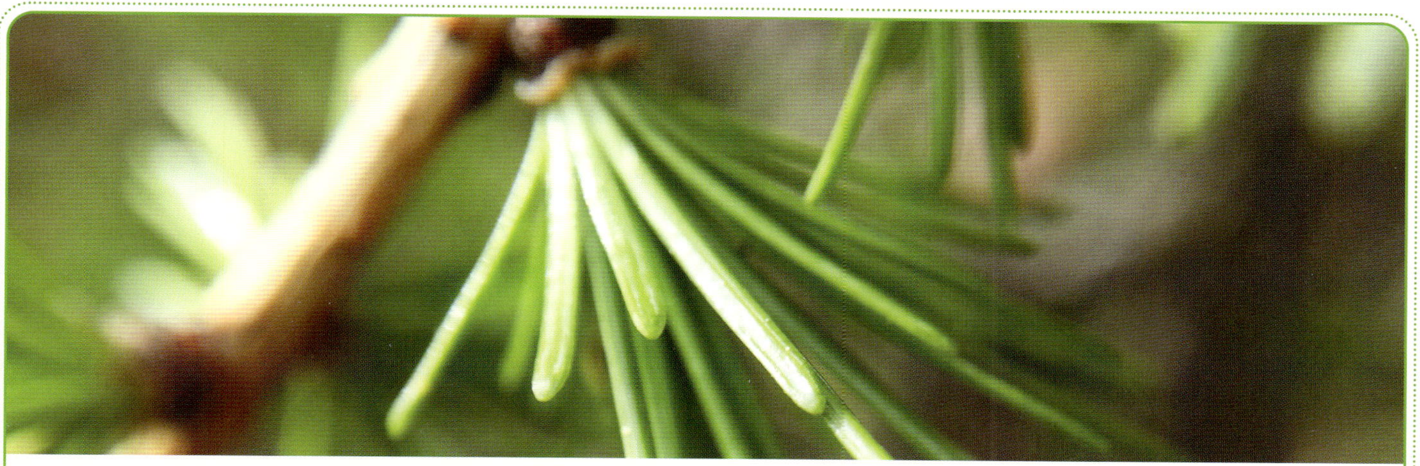

Baumheilkunde

Durch einen Wald oder einen Park zu wandeln ist eine Wohltat für unseren Körper und unsere Seele, eine Quelle inneren Friedens und der Gelassenheit.
Hier können wir unseren Alltag mit seinen vielen Herausforderungen hinter uns lassen und uns auf das Wesentliche in unserem Leben zurückbesinnen – wir kommen bei uns an. Selbst die Atmung verändert sich, wird tiefer und ruhiger.

Das Wundervolle ist, dass die wohltuenden Walddüfte nicht nur beruhigend auf unsere Sinne wirken, sondern auch nachhaltig unseren Körper unterstützen: das Immunsystem wird gestärkt. Und wenn wir zuvor niedergedrückt waren hebt sich die Stimmung, Freude und Leichtigkeit kehren zurück.

Ich stelle immer wieder fest, dass ich unterschiedliche Arten wähle, um mich den Bäumen zu nähern bzw. mit ihnen in Kontakt zu kommen. Manchmal ist es für mich ausreichend, einen Baum lediglich aus einer gewissen Distanz zu betrachten, seine Borke, die Blätter, sein gesamtes Erscheinungsbild auf mich wirken zu lassen. An anderen Tagen suche ich jedoch den direkten Kontakt, fühle mit den Händen die Struktur seines Stammes, die je nach Baumart fasrig-weich sein kann, oder auch sehr hart und tief gefurcht. Ich liebe es zudem, Bäume zu riechen und zu schmecken: Blätter und Nadeln haben nämlich erstaunlicherweise unterschiedlichste Geschmacksnuancen!

Was in mir eine tiefe Ruhe und Erfüllung anklingen lässt ist das Sitzen am Fuße eines Baumes. Die Kraft und Stabilität aber auch gleichzeitig Flexibilität eines Stammes ist ein wahres Meisterwerk der Natur. Und ich empfinde eine tiefe Ehrfurcht vor diesen Pflanzenriesen, die sich so geduldig ihrer Umwelt anpassen und selbst aus widrigen Verhältnissen versuchen, das Beste zu machen. Wie viel können wir (noch) lernen, wenn wir uns bewusst werden, dass andere Wesenheiten nicht mit der Möglichkeit des Weggehens gesegnet sind. Wir können uns entscheiden, einer unangenehmen Situation zu entfliehen – Pflanzen nicht.

Eine weitere wundervolle Art, Bäume zu erfahren ist ihre Energie wahrzunehmen. Jeder Baum hat sein eigenes Schwingungsfeld, so wie auch wir Menschen ganz unterschiedlich ›schwingen‹. Je nach Tagesfassung und Bedürfnis können wir individuell die passende Pflanzenschwingung wählen. Dies ist leichter, als es vielleicht klingen mag. Mit einfachen Übungen bekommt man schnell Zugang zu den Bäumen und auch gleichzeitig ein feines Gespür für den eigenen Körper.

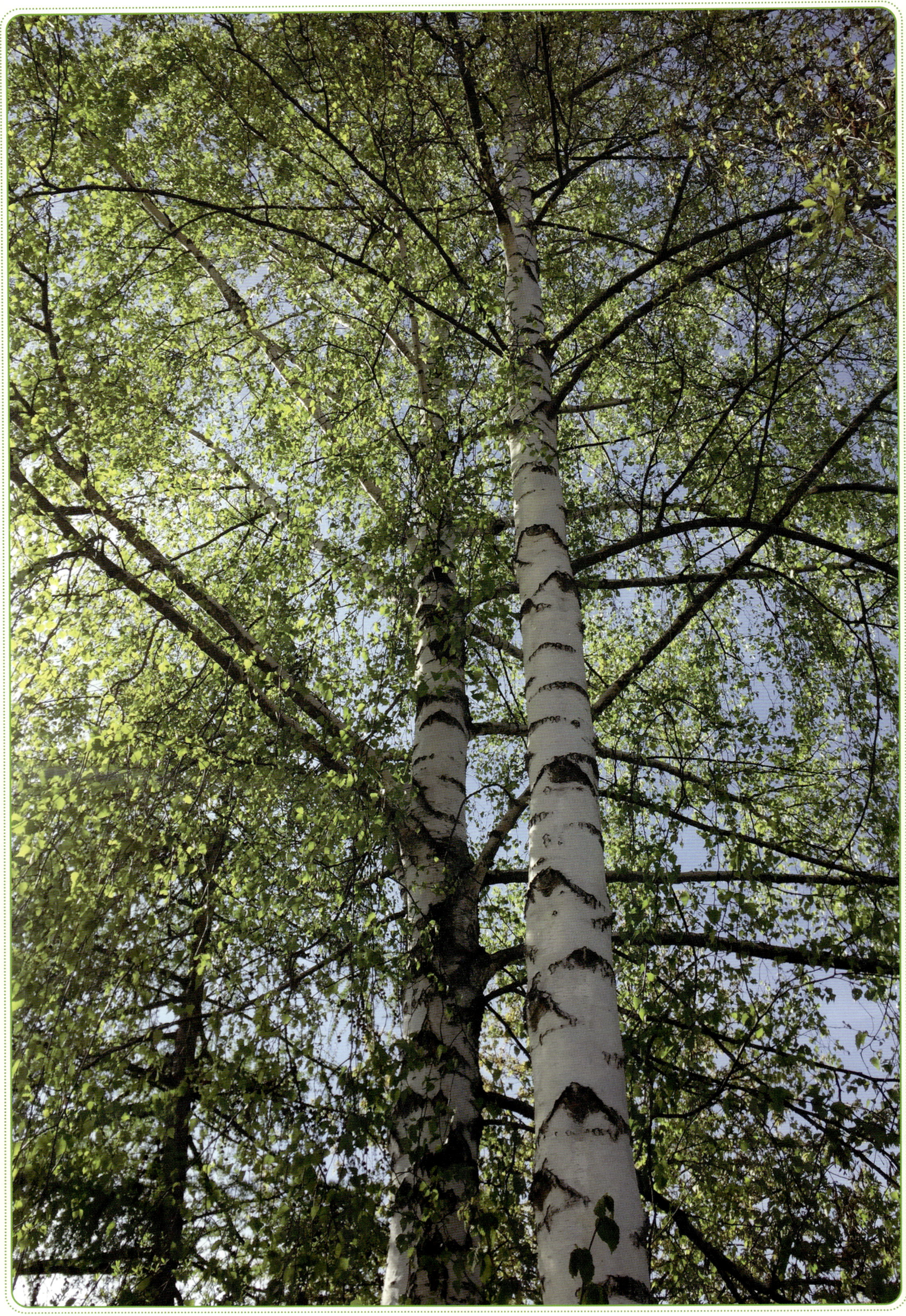

Ich habe durch unsere heimischen Bäume, Sträucher und Wildkräuter so viel über mich selbst lernen und erkennen dürfen und empfinde eine tiefe Dankbarkeit.
Vielleicht liegt gerade darin auch das Besondere, welches uns die Pflanzen schenken: sie sind ein Teil von uns, ein ganz wesentlicher Teil unserer Geschichte. Ein Leben ohne Bäume ist schlichtweg nicht möglich: denn sie liefern uns nicht nur den lebensnotwendigen Sauerstoff sondern auch Holz, welches zum Häuserbau, für Möbel und nach wie vor als Wärmequelle dient. Ohne sie gäbe es uns nicht. Vielleicht fühlt sich der Waldspaziergang deshalb ein bisschen wie ein ›nach Hause kommen‹ an.

In den letzten Jahren sind Bäume durch zahlreiche Publikationen stärker ins Bewusstsein der Menschen gerückt: ›Waldbaden‹ ist mittlerweile ein gängiger Begriff – und das nicht nur unter Baumfreunden.
›Standing people‹, wie Indianer die Bäume nennen, faszinieren mich in vielerlei Hinsicht: zum einen, weil sie nie aufhören zu gedeihen, ihr Leben besteht aus fortwährendem Wachstum und stetiger Erneuerung. Zum anderen, weil sie ihre Wind und Wetter trotzende, mächtige Gestalt aus wenigen Zutaten erschaffen, nämlich ›nur‹ aus Luft (Kohlenstoffdioxid), Licht (Sonne), Wasser, Vitaminen und Mineralstoffen.

Was mich besonders fasziniert ist die Tatsache, dass Menschen und Bäume erstaunliche Gemeinsamkeiten besitzen. So fließen zum Beispiel sowohl in uns als auch in den Pflanzen lebensnotwendige Körpersäfte. Bei Pflanzen spricht man im Allgemeinen von Saft. Beim Menschen sind es Lymphe, Galle und Bauchspeichel und vor allem unser Blut. Beide Flüssigkeiten, Blut und Pflanzensaft, enthalten einen natürlichen Farbstoff: im Blut das rote Häm, im Pflanzensaft das grüne Chlorophyll.
Der chemische Aufbau von Häm und Chlorophyll hat eine verblüffende Ähnlichkeit! Die Einzelkomponenten sind nahezu identisch. Der Unterschied liegt im Kern: einem Eisenatom im Häm und einem Magnesiumatom im Chlorophyll.
Das Eisenatom im menschlichen Blut bindet Sauerstoff und versorgt damit jede einzelne unserer Zellen. Das Eisen gibt dem Häm und somit unserem Blut die rote Farbe. Das Magnesium als Teil des ›Pflanzenbluts‹ färbt dieses grün. Außerdem ist das Magnesium maßgeblich an der Photosynthese beteiligt, durch deren Prozess unter anderem Sauerstoff entsteht.

Ganz nebenbei: wir Menschen atmen diesen Sauerstoff ein und atmen Kohlenstoffdioxid aus. Die Pflanzen wiederum benötigen Kohlenstoffdioxid und scheiden Sauerstoff aus. Ein immerwährender Austausch, der unsere Verbindung aufs Neue bekräftigt.

Weitere Ähnlichkeiten finden wir bei der Körperregulierung durch Hormone: Hormone sind sowohl für Pflanzen als auch für den Menschen essentiell und steuern lebensnotwendige Abläufe. Unser menschlicher Organismus kann manche pflanzliche Hormone, sogenannte Phytohormone, erkennen – wir können deshalb auf gewisse Art und Weise einige pflanzliche Hormone zur Regulierung unseres eigenen Hormonhaushalts nutzen.

Bäume sind wie auch Menschen soziale Wesen: sie pflegen Familienbande, beschützen und unterstützen ihren Nachwuchs und verteidigen die Gemeinschaft gegen Feinde, wie z. B. Insekten. Sie können auf ihre Art sehen, riechen, fühlen und sich – wenn auch nur ganz langsam – bewegen. Und es gibt sicher ganz vieles, was wir noch nicht über sie wissen und womöglich auch nie erfahren werden.

Vielleicht ist es aber gerade das, was am Leben mit und unter Bäumen so fasziniert: man spürt Vertrautheit und Geborgenheit, aber auch Geheimnisvolles und Magisches. Wir dürfen uns klein fühlen, ein Stück weit wieder Kind sein und die Welt der Bäume mit großen Kinderaugen entdecken, bewundern und bestaunen!

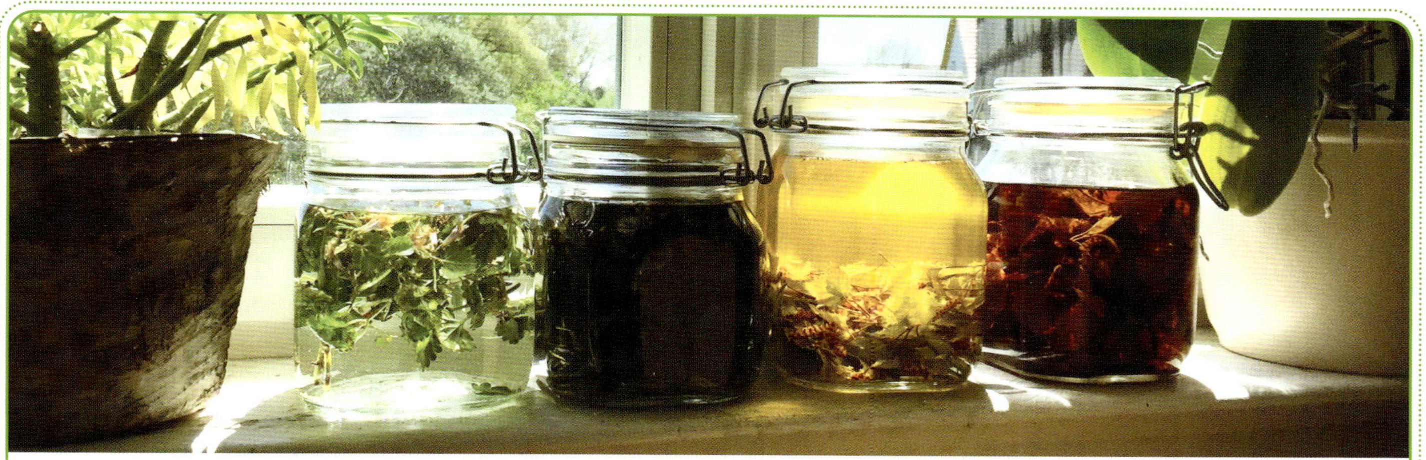

Heilpflanzen-Essenzen

Erntezeit: Sammeln, Trocknen und Aufbewahren

Ich liebe es, aus den mir besonders nahe stehenden Pflanzen Alkohol- und Ölauszüge herzustellen. Die Alkoholauszüge bevorzuge ich vor allem zur direkten Einnahme, tropfenweise meist in einem Glas Wasser, oder auch als Beimischung zu Raum- und Aurasprays. Die Ölauszüge finden Anwendung als Heil- oder Massageöl sowie auch ergänzend zu anderen Ölen bei der Salbenherstellung.

Um nun besonders kraft- und wirkungsvolle Essenzen herzustellen, welche auch lange haltbar sind, gibt es ein paar hilfreiche Tipps, auf die ich zuerst eingehen möchte. So ist es gewährleistet, dass Ihr im Laufe der verschiedenen Jahreszeiten mit Erfolg Pflanzenteile ernten könnt und noch lange Jahre an den daraus gewonnen Alkohol- und Ölauszügen Freude haben werdet!

Pflanzenteile sammeln
Ein Spaziergang hinaus in Mutter Natur segnet uns mit frischer Luft und öffnet uns eine Pforte in eine Welt, die uns Ruhe, Gelassenheit und Erfüllung schenkt. Denn in dem Moment, in dem wir uns den Bäumen zuwenden, sind wir mit unserem Bewusstsein ganz bei ihnen, den Pflanzenriesen, die uns mit ihren vielerlei Formen, Farben und Düften verzaubern. Was gibt es Schöneres, als inmitten dieser Pracht auch gleichzeitig ganz bei sich anzukommen!

Unsere Vorfahren wussten um die Wichtigkeit mit ganzem Bewusstsein Pflanzen zu sammeln. Zum einen war und ist es essentiell, die richtigen Pflanzen zu ernten, also keine giftigen Bestandteile zu verwenden. Zum anderen gilt, wie auch in der Küche, die Regel, dass eine Essenz, ein Tee oder eine andere Form der pflanzlichen Verarbeitung ein Vielfaches an Heilwirkung besitzt, welche mit Liebe und Respekt zubereitet wird.
Am kraftvollsten empfinde ich Pflanzen, welche ich direkt bei mir aus der Umgebung frisch ernten und verarbeiten kann. Aber natürlich ist dies nicht immer, und eben auch nicht zu jeder Jahreszeit, möglich. Also greife ich auch auf getrocknete Pflanzenteile zurück, die ich sowohl selber gepflückt habe als auch gelegentlich zukaufe.

Nachfolgend findet Ihr die wichtigsten Hinweise zum erfolgreichen Sammeln von frischen Blättern (und Nadeln), Blüten, Ästen, Früchten und Samen:

Baumbestandteile sollten grundsätzlich nicht im nassen Zustand, z. B. bei Regen oder Tau, gesammelt oder weiterverarbeitet werden. Am besten ist es, wenn die Bäume ein oder zwei Tage zuvor Sonne tanken durften. Prinzipiell verderben Pflanzenteile, die bei Gewitterstimmung geerntet werden, schneller.
Die beste Tageszeit zum Sammeln liegt zwischen 10 Uhr bis 14 Uhr, abhängig von der Jahreszeit. Der Tau ist dann bereits abgetrocknet und der Baum konnte sich nochmals mit der Kraft der Sonne aufladen. Später zu sammeln ist nicht vorteilhaft, da sich der Gehalt der ätherischen Öle im Laufe des Nachmittags bei starker Sonneneinstrahlung vermindert.

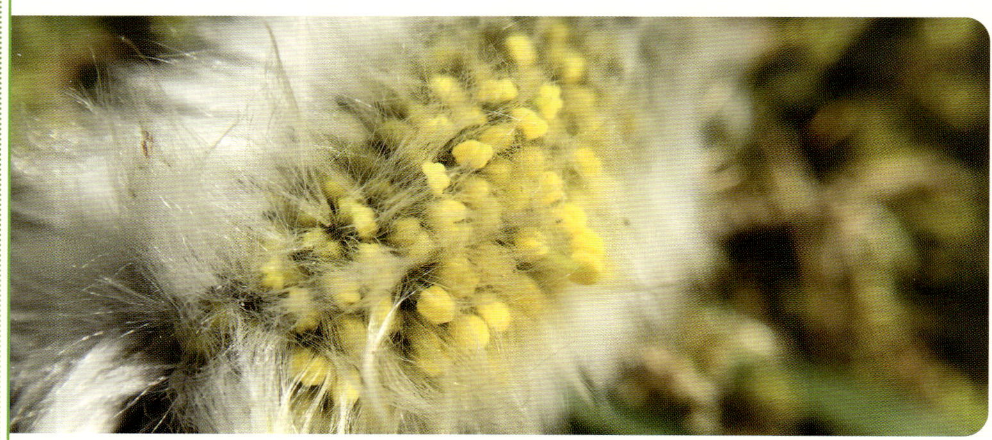

Die Weide hat in den letzten Jahren wieder vermehrt an Bedeutung gewonnen. Das in ihrer Rinde enthaltene Salicin wird in unserem Körper zu Salicylsäure umgewandelt. Diese wirkt sowohl fiebersenkend als auch schmerzlindernd. Die Weidenkätzchen als Alkoholauszug geben noch einen ganz anderen Impuls: sie helfen bei der Verarbeitung von Trauer und geben Kraft für einen neuen Start. Außerdem gleichen Sie innere Unruhe sowie unterdrückte Wut aus.

Die verschiedenen Pflanzenteile werden zu folgenden Zeiten gesammelt:

- Blätter/Nadeln vor und während der Blütezeit.
- Blüten in voller Pracht.
- Äste und Rinde im späten Frühjahr und Sommer.
- Früchte und Samen zur Zeit der Reife.

Mit Rinde ist übrigens nicht die Rinde des Stammes der Bäume gemeint! Prinzipiell darf man den Baum nicht am Stamm verletzen, da diese Verletzung nur schwer für ihn zu heilen ist. Umso größer das fehlende Stück der Rinde umso größer die Chance, dass Keime in das Innere des Baumes eindringen, was seinen Tod zur Folge haben kann. Deshalb nimmt man ein Stück eines Astes, da der Baum diese Wunde leichter und schneller schließen kann. Bei einem kleinen Ast wird dieser in Stücke geschnitten und dann in Alkohol oder Öl eingelegt. Bei stärkeren Ästen kann man die äußere Rindenschicht abschälen und dann in die gewünschte Flüssigkeit geben.

Wenn Ihr z. B. Blätter eines Baumes pflücken möchten, solltet Ihr nur ein bis zwei Handvoll mitnehmen und die Sammlung dann bei einem anderen Baum fortführen. Das Gleiche gilt für alle anderen Bestandteile eines Baumes, auch für die Früchte.
Denn so ist zum einen gewährleistet, dass dieser Baum keinen Schaden nimmt und das ökologische Gleichgewicht erhalten bleibt. Zum anderen sind auch Tiere auf diesen wichtigen Nahrungslieferanten angewiesen und freuen sich gleichfalls an Nüssen, Beeren, Früchten und Samen.
Bei kultivierten Obstbäumen ist dies etwas anderes, da sie von uns Menschen speziell für den Ertrag angebaut und gepflegt werden. Allerdings möchte ich hinzufügen, dass Menschen früher dem Obstbaum nicht alle Früchte nahmen, sondern einen kleinen Teil der Ernte hängen ließen, aus Respekt und Dankeschön gegenüber dem Baum. Was für eine schöne Geste!

Dies waren nun meine Tipps zum Sammeln von frischen Pflanzenteilen. Wie jedoch eingangs erwähnt greife ich auch hin und wieder auf getrocknete Blüten, Blätter bzw. Nadeln, Rinden oder auch Harze zurück.
Deshalb möchte ich an dieser Stelle kurz auf das ordnungsgemäße Trocknen und Aufbewahren der wertvollen Pflanzenteile eingehen.

Pflanzenteile trocknen

Das Trocknen der gesammelten Pflanzenteile muss an staubfreien, luftigen und trockenen Orten stattfinden. Pflanzen sollten in keinem Fall im direkten Sonnenlicht getrocknet werden. Es gehen zu viele Stoffe und vor allem das wertvolle ätherische Öl verloren. Die Pflanzenteile werden im Allgemeinen nicht gewaschen, da sie sonst verkleben und anfangen zu schimmeln. Man kann sie, je nach Größe, bündeln und aufhängen.

Bei kleineren Pflanzenteilen oder Blüten bietet sich die Trocknung mittels Kartons an, welche mit Papier von Küchenrollen auslegt werden. Hier sollten die Pflanzen immer wieder gewendet werden. Auch in Papiertütchen kann man Pflanzenteile schnell und effizient trocknen – einfach offen stehen lassen und immer wieder etwas schütteln. Der Vorteil hierbei ist, dass man die Papiertütchen anschließend auch gleichzeitig zum Aufbewahren nutzen kann!
Sehr komfortabel sind Trockenkästen, welche luftig und doch wind- und wettergeschützt z. B. auf dem Dachboden aufgestellt werden können. Hier liegen die Pflanzenteile auf Drahtgittern und bekommen von allen Seiten Luft.

Pflanzenteile aufbewahren

Am besten werden Pflanzenteile in dunklen Gefäßen, wie z. B. Braungläser, Dosen oder – wie oben genannt – Papiertütchen aufbewahrt. Ich selbst verwende getrocknete Pflanzen recht regelmäßig für Tees, zur Salbenherstellung oder für Kompressen. Deshalb stehen bei mir meine Gläser immer griffbereit in der Küche. Da ich häufig auf meine Favoriten zurückgreife, schadet ihnen diese Art der Aufbewahrung nicht.
Für längere Lagerung empfehle ich jedoch einen eher kühlen, dunklen Ort. Die Wirkstoffe der getrockneten Pflanzenteile bleiben so lange erhalten.

Einen Alkoholauszug aus Rotbuchenblättern haben manche schon für sich als wahres Wundermittel entdeckt: dieser kann bei Magen-Darm-problemen, Gicht oder Rheuma sowie bei Hauterkrankungen unterstützend helfen!

Alkoholauszüge

Ein Alkoholauszug, umgangssprachlich auch als Tinktur bezeichnet, ist ein Pflanzenauszug auf Alkoholbasis, bei welchem Heilpflanzen sowohl wasserlösliche als auch fettlösliche Wirkstoffe entzogen werden. Meist wird ein Alkoholauszug aus frischen Pflanzenteilen hergestellt. Man nennt diesen dann Urtinktur, um ihn von einem Alkoholauszug mit getrockneten Pflanzenteilen zu unterscheiden.

Zur Herstellung eines Alkoholauszugs benötigt Ihr ungefähr 55 bis 60 %igen Alkohol. Vorteilhaft ist, einen möglichst geschmacksneutralen Alkohol zu nehmen. Ich kaufe deshalb immer einen Doppelkorn (38 %), welchem ich Ethanol (90 %) beifüge. Das Mischungsverhältnis ist ca. 2/3 Doppelkorn und 1/3 Ethanol. Wichtig ist, dass Ihr beim Kauf von hochprozentigem Alkohol darauf achtet, dass dieser unvergällt ist!
Man füllt ein verschließbares Gefäß zu einem Drittel mit frischen oder getrockneten Pflanzenteilen und gießt dann Alkohol darüber, bis das Gefäß voll ist. Alle Pflanzenteile müssen auf jeden Fall gut bedeckt sein, damit sich kein Schimmel bildet.

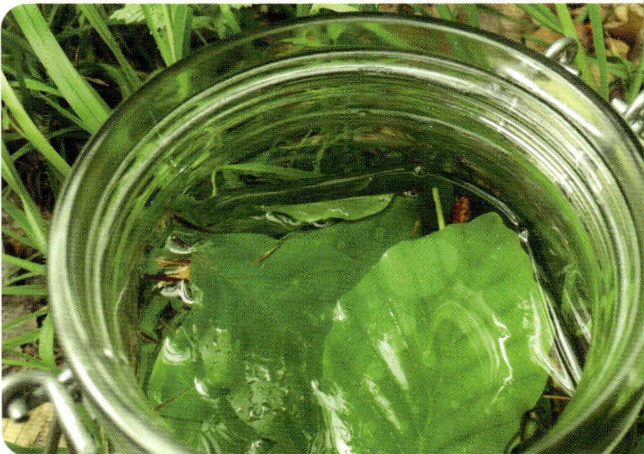

Bei der Verarbeitung von frischen Pflanzen sollte man darauf achten, dass diese möglichst zeitnah mit Alkohol übergossen werden, damit viele der wertvollen Inhaltsstoffe erhalten bleiben.

Danach lässt man das Gefäß geschlossen für drei bis fünf Wochen an einem hellen Platz, jedoch nicht direkt in der Sonne, stehen. Die Gefäß wird jeden Tag einmal geschüttelt bzw. bewegt um zu gewährleisten, dass alle Pflanzenteile mit Alkohol bedeckt sind – und auch um den Auszugsprozess zu fördern. Im Winter oder bei wenig Sonnenschein erhöhe ich die Ziehzeit, manchmal sogar um das Doppelte. Das Gleiche gilt für den Ölauszug.

Ist der Auszug dann fertig nehme ich zum Abseihen entweder alte Geschirrhandtücher oder Kaffee- bzw. Teefilter. Man füllt anschließend den fertigen Alkoholauszug in dunkle Flaschen und lagert ihn an einem dunklen und kühlen Ort. So ist er lange haltbar, da die Pflanzenwirkstoffe im Alkohol gebunden bleiben, und kann jederzeit verwendet werden.

Die Rosskastanie hat ihren Namen noch aus der Zeit, als Pferde, welche an Husten litten, die gehackten Früchte ins Futter bekamen. Und auch wir Menschen können von den heilenden Inhaltsstoffen der Rosskastanie profitieren: in Blüte, Blatt, Frucht und Rinde sitzt der Hauptwirkstoff Aescin, welcher u. a. schleimlösend wirkt. Bekannt ist die Rosskastanie in der Phytotherapie jedoch als Venenheilmittel.

Ich möchte darauf hinweisen, dass die o. g. Methode meine bevorzugte Variante ist. Die so hergestellten Alkoholauszüge der letzten Jahre waren sehr wirkungsvoll, deshalb finde ich diese Art der Zubereitung sehr stimmig.
In der Literatur gibt es widersprüchliche Angaben über die Herstellung eines Alkoholauszugs: Die einen sprechen davon, das Gefäß während der Zubereitungszeit an einem kühlen und dunklen Ort zu lagern, andere stellen es sogar ins direkte Sonnenlicht. Auch über die Menge der Pflanzenteile gibt es keine einheitlichen Angaben. Ebenso über die Dauer, wie lang der Auszug stehen soll. Und dann kommt auch immer wieder das leidige Thema auf den Tisch, ob die Pflanzenteile mit einem höheren Prozentsatz an Alkohol ausgezogen werden sollten oder mit einem geringeren. Natürlich gibt es aus naturwissenschaftlicher Sicht sehr wohl Gründe, gewisse Pflanzen aufgrund ihrer Wirkstoffe mit einem bestimmten Alkoholanteil zu verarbeiten. Ich bin jedoch der Meinung, dass es immer mehrere Wege gibt. Ich mische den Alkoholanteil nach Gefühl und habe sehr gute Erfahrungen damit gemacht.
Zudem werde ich des öfteren gefragt, ob Pflanzenauszüge nicht wirkungsvoller sind, wenn man die Pflanzenteile zerkleinert. Mit einer klaren Antwort hierauf tue ich mich etwas schwer. Natürlich haben die Pflanzenteile durch mehr Schnitt- oder Bruchstellen auch die Chance, noch mehr der Wirkstoffe in die Flüssigkeit abzugeben. Dann sollte man allerdings darauf achten, Keramikmesser zu nutzen, um eine Oxidation zu vermeiden.

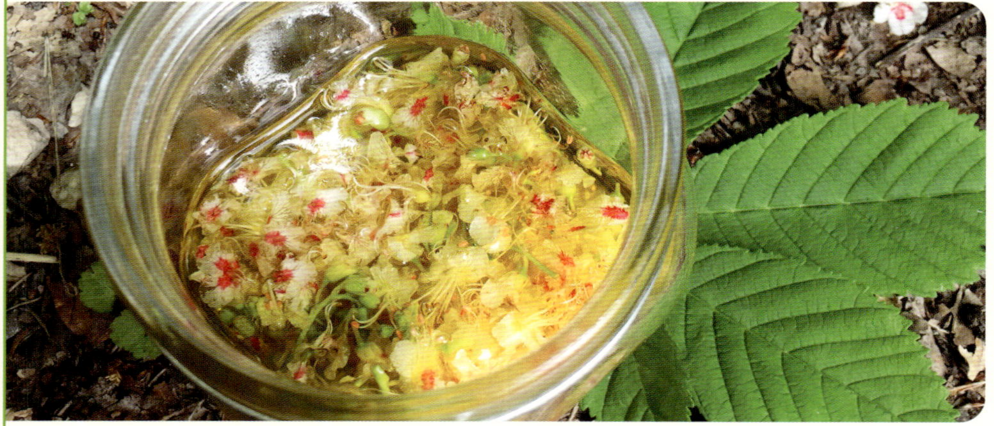

Ich selbst zerkleinere die Pflanze nur, wenn z.B. ein Blatt nicht so ohne weiteres ins Glas passt. Ansonsten gebe ich die gesammelten Bestandteile als Ganzes in ein Gefäß und übergieße sie sofort mit Alkohol bzw. mit Öl. Letztendlich liegt es in Eurem Ermessen und Gefühl, in welcher Art und Weise Ihr die Alkoholauszüge herstellen möchtet. Da wir dies für unseren eigenen Gebrauch tun, unterliegen wir weder dem Arznei- noch dem Lebensmittelgesetz. Wichtig für Euch ist, dass Ihr ein gutes Gefühl bei der Umsetzung habt und Euch an dem Ergebnis erfreut! Eure Intuition wird Euch automatisch den richtigen Weg weisen.
Besonders geeignet für Alkoholauszüge sind Ahorn, Apfel, Birke, Eiche, Fichte, Hasel, Kastanie, Kiefer, Tanne und Weide. Aber auch alle anderen Euch vertrauten, jedoch ungiftigen, Baumarten lassen sich hilfreich einsetzen.

Einnahme von Alkoholauszügen

Alkoholauszüge dürfen nur tropfenweise eingenommen werden. Ich selbst nehme entweder 2 mal 5 Tropfen oder 1 mal 10 Tropfen täglich über einen Zeitraum von drei bis vier Wochen ein.
Kinder ab drei Jahren bekommen ein Drittel der genannten Menge und am besten in einem Glas Wasser verdünnt. Kinder von 6 bis 12 Jahren nehmen die Hälfte, entweder in Wasser oder direkt auf die Zunge. Kinder unter drei Jahren sollten keine Alkoholauszüge einnehmen, das gleiche gilt natürlich auch für Alkoholiker oder Leberkranke.

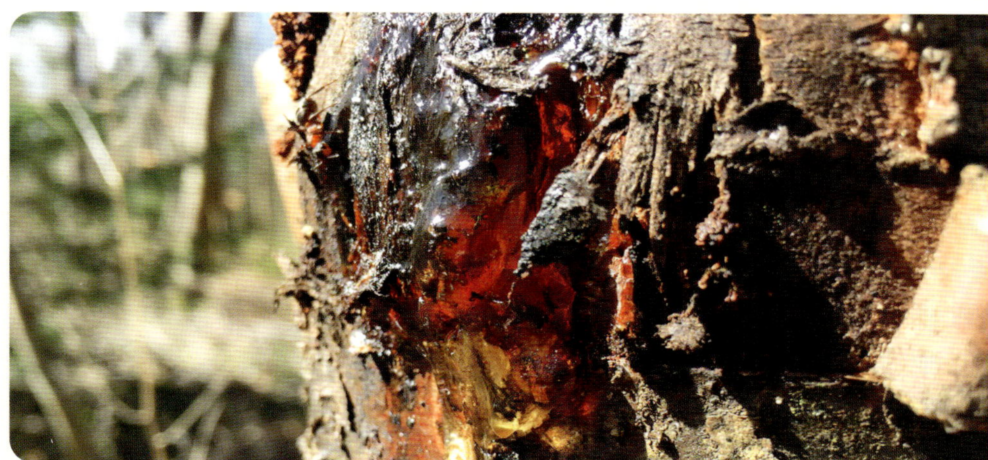

In diesem Fall kann man gut auf Auszüge auf Essigbasis zurückgreifen. Essigauszüge sind allerdings nicht so lange haltbar. Essigauszüge werden höher dosiert als Alkoholauszüge. In diesem Fall nimmt man die doppelte Dosierung wie beim Alkoholauszug, für Erwachsene 2 mal 10 Tropfen oder 1 mal 20 Tropfen täglich über einen Zeitraum von 3 bis 4 Wochen. Wichtig ist, dass bei der Einnahme der Tropfen, ob pur oder in Wasser, die Flüssigkeit möglichst lange im Mund gehalten wird, da die Inhaltsstoffe bereits über die Schleimhäute aufgenommen werden und so noch effektiver wirken können.

Wer kennt sie nicht, die Kirschkernkissen! Sie speichern die Wärme und können so z. B. bei Erkältungen gute Dienste leisten. Das Kirschbaumharz ist aus unserer Heilkunde fast verschwunden. Dabei hat man früher das Harz entweder in Wein eingelegt oder in Alkohol. Der so entstandene Auszug wurde in kleinen Mengen bei Erkältungen getrunken.

Ölauszüge

Ein Ölauszug ist ein Pflanzenauszug auf Ölbasis, bei welchem den Heilpflanzen die fettlöslichen Wirkstoffe entzogen werden.
Für Umschläge bei Hauterkrankungen, Wundbehandlungen, bei leichten Erfrierungen und Verbrennungen, für Massagen und Salben nutzt man in Öl angesetzte Heilpflanzen im Verhältnis 1 : 3, 1 Teil frische Heilpflanzen, 3 Teile gutes Oliven- oder Sonnenblumenöl, welche nach meiner Erfahrung sehr lange haltbar sind. Mein ältester Ölauszug ist drei Jahre alt, riecht und wirkt immer noch so gut wie am ersten Tag.

Ich habe auch schon andere Öle, z. B. Leinöl, verwendet und damit gute Erfahrungen gemacht. Das Leinöl wurde nicht ranzig und war auch nach über einem Jahr noch einwandfrei. Bezüglich der Auswahl des Basisöls könnt Ihr ein beliebiges Öl wählen. Wichtig ist, dass Ihr kaltgepresste Öle verwendet.

Die Vorgehensweise für die Herstellung eines Ölauszugs ist letztendlich ähnlich wie bei der Herstellung eines Alkoholauszugs: alle Pflanzenteile müssen gut bedeckt sein, das Gefäß sollte täglich bewegt bzw. geschüttelt werden. Und auch hier können sowohl frische als auch getrocknete Pflanzenteile verwendet werden.

Bei Ölauszügen ist eine besondere Sorgfalt bezüglich des Wassergehalts der Pflanzenteile notwendig. Das bedeutet, dass bei der Verwendung von frischen Pflanzenteilen auf den Zeitpunkt der Ernte zu achten ist.

Die Pflanzenteile müssen beim Pflücken genügend Wärme, am besten direkte Sonne, erhalten haben, dürfen auf keinen Fall noch feucht bzw. mit Tautropfen bedeckt sein. Ist dies nicht gegeben, ist die Gefahr sehr groß, dass sich Schimmel bildet bzw. der Ölauszug anfängt zu gären. Eine Möglichkeit, einer eventuellen Schimmelbildung oder Gärung vorzubeugen ist, dass man die Pflanzenteile ein paar Stunden lang anwelken lässt. Mir ist bisher erst ein Mal ein Ölauszug misslungen. Da ich aber seither besonders auf die Trockenheit der verschiedenen Baumbestandteile achte, ist dies nicht wieder vorgekommen.

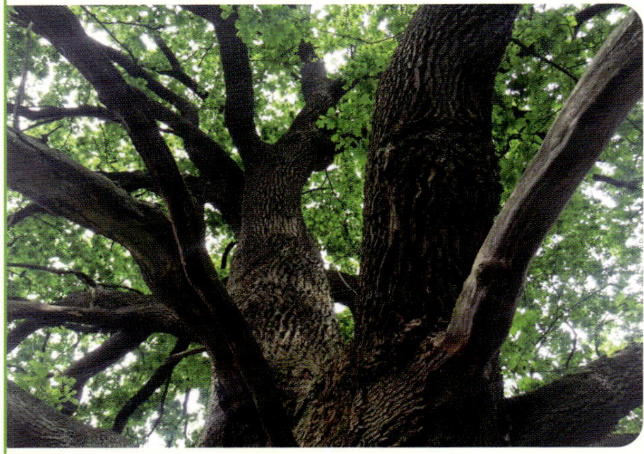

Bei Ölauszügen mit Rindenstücken ist es absolut empfehlenswert, diese in kleinere Stücke zu schneiden oder zu brechen und ein paar Tage trocknen zu lassen. So ist gewährleistet, dass der Ölauszug nicht kippt.

Pflanzenteile in Öl eingelegt lasse ich mindestens sechs Wochen an einem hellen, vor allem warmen, Ort ziehen. Die Gläser dürfen bei mir in der direkten Morgensonne stehen. In sonnenärmeren Jahren lasse ich meine Ölauszüge auch länger, bis zu drei Monate, auf der Fensterbank verweilen.

Auch bei den Ölauszügen könnt Ihr auf unser reichhaltiges Angebot an verschiedenen Baumarten zurückgreifen. Ob Blüten, Blätter bzw. Nadeln, Rinde, Früchte oder Samen, alle Pflanzenbestandteile lassen sich für heilkräftige Ölauszüge verwenden.

Welche Pflanzenteile der verschiedenen Baumarten Ihr bevorzugt, werden Ihr im Laufe der Zeit für Euch entdecken. Und genauso individuell wie jeder einzelne Baum ist, genauso individuell werdet Ihr Eure eigenen, heilkräftigen Baum-Essenzen herstellen. Ich wünsche Euch hierbei von ganzem Herzen viel Freude!

Meine bevorzugten Bezugsquellen

Basisöle
www.der-bio-shop.info
www.dragonspice.de
www.maienfelser-naturkosmetik.de

Alkohol
www.spinnrad.de
www.calendula-kraeutergarten.de
Apotheke
Lebensmittelgeschäfte

Flaschen und Gläser
www.paracelsus-versand.de
www.glas-shop.com
www.flaschenundverschluesse.de
Apotheke

Pflanzenteile
www.meine-teemischung.de
Apotheke

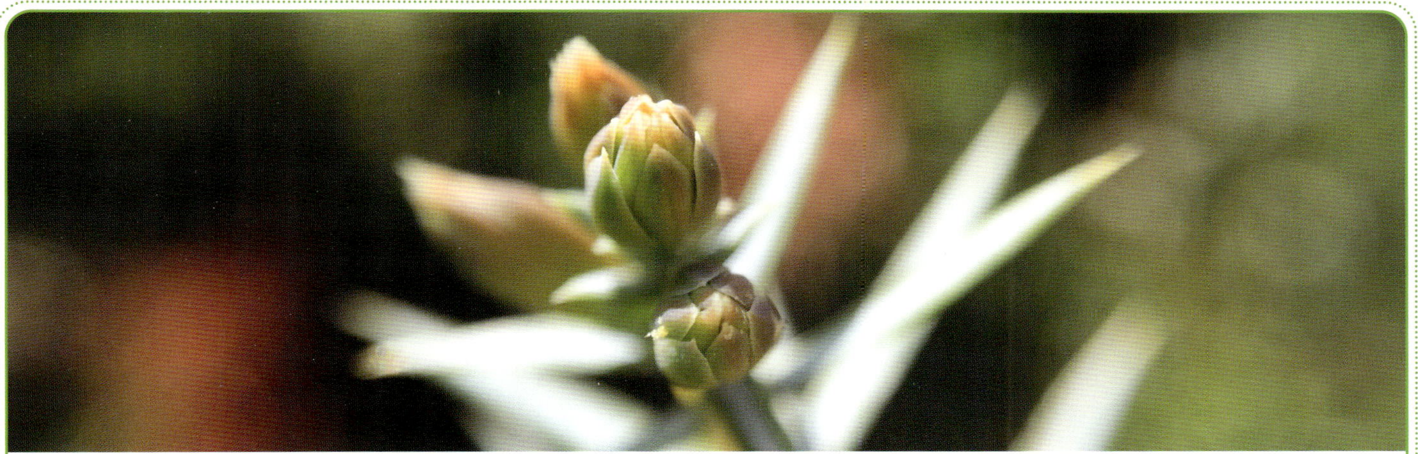

Gemmotherapie

Schon seit vielen Jahren faszinieren mich Pflanzenessenzen, vor allem Alkoholauszüge aus Blüten, Blättern, Samen, Rinden und Wurzeln. Als ich vor einiger Zeit durch eine liebe Kollegin und Freundin, Christel Ströbel, auf die Gemmotherapie aufmerksam wurde, war es um mich geschehen! Eine weitere Möglichkeit, die wundervolle Heilkraft von Pflanzenteilen in Essenzen zu speichern und für körperlichen und seelischen Bedarf einzusetzen, begeisterte mich sofort. Und zu meiner noch größeren Freude werden in der Gemmotherapie hauptsächlich die Knospen von Bäumen und Sträuchern verwendet!

Dazu muss ich anfügen, dass ich mich schon seit vielen Jahren mit Baumheilkunde beschäftige und seither versuche, möglichst vielen Menschen die Kraft von Bäumen und Sträuchern näher zu bringen. In der Anfangszeit war dies oft eher beschwerlich, da das allgemeine Interesse und Augenmerk eher auf Kräuter gerichtet war – was mich natürlich auch erfreute, denn ich möchte den ›kleinen Wilden‹ nicht die Wichtigkeit und Stärke in der Heilkunde absprechen. Aber die Position meiner großen Freunde in zweiter Reihe betrübte mich doch etwas.
Glücklicherweise hat sich diesbezüglich die letzten Jahre einiges getan, vor allem dank Publikationen von anerkannten Wissenschaftlern. So ist das anfangs als esoterisch betrachtete Umarmen von Bäumen mittlerweile durchaus eine erfolgreiche Methode zur Heilung von psychischen oder auch körperlichen Befindlichkeiten.

Gemmomittel sind zwar im Moment noch nicht als wissenschaftlich geprüfte Arzneimittel anerkannt, aber zumindest wurden sie in das europäische Arnzeibuch aufgenommen – das heißt sie werden nach standardisierten pharmazeutischen Herstellungsvorschriften in Europa gefertigt. Deshalb finde ich es umso wichtiger, so viele Menschen wie möglich mit den Gemmomitteln, deren Herstellungsform und auch mit deren Anwendung vertraut zu machen. In Apothekerzeitschriften wird mittlerweile für Gemmotherapie mit den Worten ›Die geballte Kraft aus jungen Pflanzenknospen‹ geworben. Dies zeigt, dass der Siegeszug der Gemmomittel nicht mehr aufzuhalten ist!

Lasst uns also die Welt der Pflanzenknospen zusammen erkunden und den Freundeskreis der Gemmotherapie weiter vergrößern!

Geschichte der Gemmotherapie

Die Gemmotherapie wird der Phytotherapie zugeordnet. Die Phytotherapie, oder Pflanzenheilkunde, gehört zu den ältesten medizinischen Therapien aller Kulturen. Ziel der Phytotherapie ist, den Pflanzen Inhaltsstoffe zu entziehen, welche eine heilende, also eine therapeutische Wirkung besitzen. Auch präventiv können diese Inhaltsstoffe eingesetzt werden. Je nach Verarbeitungs- und Anwendungsschwerpunkt werden in der Pflanzenheilkunde unterschiedliche Pflanzenteile verwendet.
Wesentlicher Unterschied zwischen der Phytotherapie und der Gemmotherapie ist, dass in der Phytotherapie eine Heilpflanze auf Basis ihrer Inhaltsstoffe gegen Erkrankungen bzw. zur Unterstützung verschiedener Organe eingesetzt wird. In der Gemmotherapie wird hingegen die zelluläre Ebene im Körper angesprochen, über die alle Wachstums- und Reparaturmechanismen laufen.
Ein weiterer wesentlicher Unterschied der Gemmotherapie zur klassischen Pflanzenheilkunde besteht in der Fertigungsweise: in der Gemmotherapie werden ausschließlich frische Knospen von Bäumen und Sträuchern verwendet. Im Moment werden in den europäischen Ländern unterschiedliche Präparate hergestellt. In Deutschland gibt es um die 20, in Österreich und der Schweiz ist die Anzahl größer, da Gemmotherapie dort schon seit vielen Jahren praktiziert wird

Besonders auffällig sind die Knospen der Gewöhnlichen Esche: schwarz und prominent sitzen sie an den Ästen und heben sich dadurch deutlich von Knospen anderer Bäume ab.

Begründer der Gemmotherapie ist der belgische Arzt Pol Henry (1918-1988). Er hat seine wissenschaftlichen Forschungen den Zellen von Pflanzen, Säugetieren und Menschen gewidmet. Pol Henry war der Ansicht, dass die Kommunikation aller Zellen über Proteine stattfindet und dass bei Erkrankungen eine Fehlsteuerung der Proteine zugrunde liegt. Pflanzliches Embryonalgewebe, also Knospen, sind hoch teilungsaktiv und enthalten in hohem Maße Proteine. Diese Proteine können lt. Pol Henry die ›fehlgesteuerten‹ Proteine des Menschen regulieren. Pol Henry nannte die von ihm entwickelte Therapie ›Phytoembryotherapie‹. Später wurde die Therapie durch den französischen Homöopathen Max Tetau weiterentwickelt und in ›Gemmotherapie‹ umbenannt.

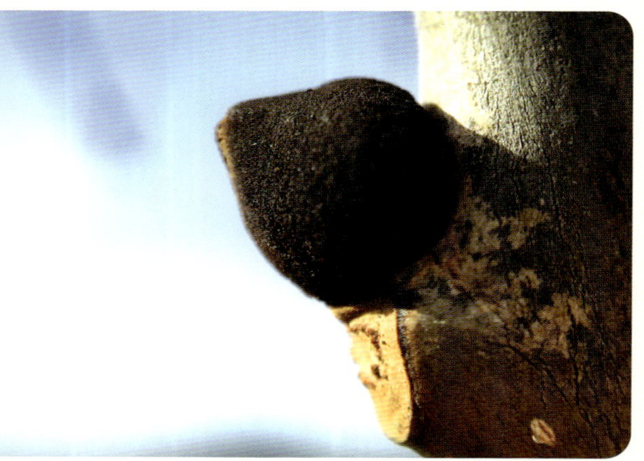

Der Name ›Gemmotherapie‹ ist aus dem lateinischen Wort ›gemma‹ und dem griechischen Wort ›therapeia‹ zusammengesetzt und bedeutet ‹Knospentherapie‹. Mittlerweile wurden Gemmoextrakte in das europäische Arzneibuch aufgenommen und werden nach standardisierten pharmazeutischen Herstellungsvorschriften in Europa gefertigt. Es gibt bislang zwar keine wissenschaftlichen Studien zur Wirksamkeit dieser Therapie. Aber meine eigene, langjährige Berufserfahrung zeigt, dass vor allem der Einsatz von Pflanzenauszügen immer wieder erstaunliche und erfolgreiche Resultate zur Genesung von Körper und Seele hervorbringen. Ich muss an dieser Stelle selbstverständlich von einer Eigentherapie im Krankheitsfall abraten. Natürlich gehe auch ich im Zweifelsfall zum Arzt und lass mich nach neuesten Erkenntnissen untersuchen. Aber ich habe festgestellt, dass ich oft durch meine eigenen Pflanzenessenzen und Salben Linderung erfahren konnte und freue mich an meinen kleinen Erfolgen.

Besonders in den letzten Monaten hat sich gezeigt, dass pflanzliche Anwendungen direkt auf der Haut – oder wie im Falle der Gemmotherapie der Schleimhaut im Mund – eine schnelle und positive Reaktion des Körpers und/oder der Psyche zeigen. Wie schön, um eine weitere Verarbeitungsform unserer heimischen Pflanzen bereichert zu werden!

Gemmotherapeutika gelten gemäß den Begründern und deren Erfahrung als reinigend, ausleitend und regulierend. Diese Mittel regen im Allgemeinen die Bildung bestimmter Zellenarten an, die letztlich eine Beschleunigung der Ausleitung oder Ausscheidung von belastenden Fremdkörpern, wie z. B. Bakterien, bewirken. So kann eine Behandlung nach einer Infektion ebenso eine deutliche Harmonisierung im Körper bewirken wie auch Funktionsstörungen regulieren, z. B. Hormonschwankungen, Schlafstörungen oder auch Allergien wie Heuschnupfen. Gemmotherapeutika können bei einer Vielzahl von akuten und auch chronischen Krankheiten eingesetzt werden, sowohl als eigenständige sanfte Therapie als auch als Begleittherapie zu einer naturheilkundlich orientierten Behandlung und auch zu einer konventionellen. Parallel verabreichte Gemmomittel ergänzen andere Medikamente und beschleunigen die Heilung.

Ich habe mich in diesem Buch allerdings nicht nur an die klassischen Gemmomittel gehalten, welche in Deutschland käuflich zu erwerben sind. Für mich ist der persönliche Bezug zu Pflanzen wichtig, deshalb ist meine Wahl auf Bäume und Sträucher gefallen, die häufig in meiner direkten Umgebung wachsen. Möchtet Ihr offiziell geprüfte Gemmomittel käuflich erwerben, könnt Ihr diese in Apotheken oder auch im Internet beziehen. Ihr solltet in diesem Fall darauf achten, dass die Mittel mit ›Ph. Eur.‹ gekennzeichnet sind. Das Mittel ist dann nach Arzneibuch hergestellt und als Arzneimittel zugelassen, also qualitativ hochwertig. Eine Übersicht gängiger Gemmomittel findet Ihr unter www.spagyros.de sowie unter www.spagyros.ch. In Deutschland sind Gemmomittel zudem – als Nahrungsergänzungsmittel – über Firma Dr. Koll erhältlich: www.koll-biopharm.de.

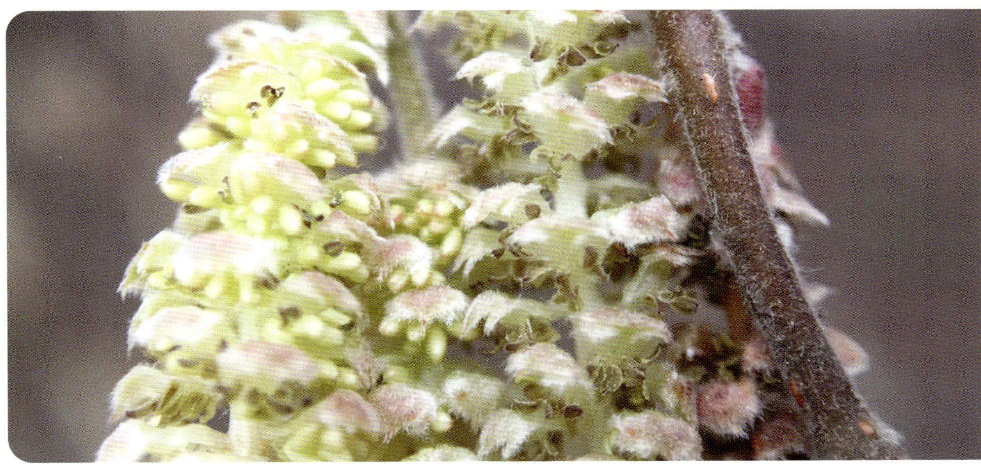

Auch die ›Kätzchen‹, also die männlichen Blüten des Haselstrauchs, enthalten Embryonalgewebe und können für das Ansetzen eines Gemmomittels verwendet werden.

Unabhängig von der heilkundigen Wirkung bin ich jedesmal verzaubert, wenn ich mir Knospen von Bäumen und Sträuchern anschaue. Denn ich weiß, dass aus diesen Knospen zum einen Blätter entstehen, welche die Pflanze mit Nahrung versorgen. Denn Blätter fangen Sonnenlicht auf und atmen Kohlendioxid ein. Zusammen mit Wasser und dem Farbstoff Chlorophyll wandelt der Baum bzw. Strauch in seinen Blättern dies dann zu Stärke um, die er für Wachstum, Regeneration und auch zur Fortpflanzung benötigt. Aus den Blütenknospen entstehen später Nüsse und Früchte – zur Freude von Mensch und Tier. Und natürlich vor allem, um den Pflanzen ihr Fortbestehen zu sichern.
In Knospen steckt also eine unglaublich große Kraft und Energie. Außerdem enthalten sie wesentlich mehr genetisches Material als andere pflanzliche Zellen. Darum wurden sie von Pol Henry auch als embryonales Gewebe bezeichnet. Wenn sich nun Blüten und Blätter entfalten, verlieren viele dieser darin enthaltenen Gene ihre Bestimmung und werden inaktiv. Deshalb ist die Heilkraft vor dem Öffnen der Knospen am Größten. Genau dies macht sich die Gemmotherapie zunutze.

Bestimmen und Sammeln der Pflanzenknospen

Wie eingangs erwähnt werden für Gemmomittel ausschließlich frische Knospen von Bäumen und Sträuchern verwendet. Nun wird Euch vielleicht aufgefallen sein, dass verschiedene Arten von Knospen an den Zweigen sitzen: manche an der Spitze, andere wiederum an der Seite. Diese End- bzw. Seitenknospen können auch unterschiedlichen ›Inhalt‹ aufweisen. Bei manchen Bäumen sind die Blüten- und Blattknospen getrennt angelegt, bei anderen entwickeln sich sowohl Blüten als auch Blätter aus sogenannt gemischten Knospen.

Als Faustregel gilt, dass Blattknospen eher länglich Blütenknospen eher rundlich sind. Die gemischten Knospen liegen von der Form quasi dazwischen. Da zur Herstellung von Gemmomitteln aber alle drei verwendet werden können benötigt Ihr keine speziellen biologischen Vorkenntnisse. Es gibt bei der pharmazeutischen Herstellung von Gemmotherapeutika tatsächlich ein paar Ausnahmen, wie z. B. bei der Heckenrose. Hier werden ausschließlich die Blattknospen verwendet. Da wir aber Gemmomittel für unseren eigenen Gebrauch herstellen, und somit keinen Vorschriften unterliegen, sind wir in der Wahl der Knospen frei.

Für manch einen stellt sich sicher die Frage, wie man im zeitigen Frühjahr die Baumart erkennen soll, so ganz ohne Blätter. Im Sommer ist die Pflanzenbestimmung um einiges einfacher. Ich würde Euch empfehlen folgendermaßen vorzugehen: Viele von uns nutzen oft die gleichen Wege, deshalb sind uns die dort wachsenden Pflanzen bereits vertraut und bekannt. Dies ist auch die beste Herangehensweise, um Bäume und Sträucher selbst im zeitigen Frühjahr sicher bestimmen zu können. Ausgenommen sind hierbei selbstverständlich immergrüne Bäume, die das ganze Jahr über ihr Nadelkleid tragen und deshalb gut zu erkennen sind.

Macht Euch also am besten im Sommer mit verschiedenen Baum- und Straucharten vertraut. So könnt Ihr diese im Winter bzw. Frühjahr gut identifizieren. Meine Erfahrung zeigt, dass man mit der Zeit einen Blick für Rinden bzw. Knospen bekommt. Bäume an der Rinde zu erkennen ist schon länger ein Hobby von mir und ich bin deshalb mit vielen bereits vertraut. Da ich nun seit einiger Zeit auch die Knospen bewusster betrachte habe ich schon Fortschritte gemacht und kann einige Bäume und Sträucher sicher an deren Knospen erkennen und benennen.

Faszinierend ist, dass Bäume und Sträucher bereits im Herbst ihre Knospen ansetzen. Diese überwintern dann am Ast sitzend, um im Frühjahr durch die ersten warmen Tage zum Leben zu erwachen. Die Zeit, um für Gemmomittel Knospen zu sammeln, liegt im Allgemeinen zwischen Ende Januar bis Ende März. Die Pflanzen haben unterschiedliche Gewohnheiten. Manche sind wahre Frühaufsteher, wie z. B. die Hasel oder die Birke. Andere lassen sich gerne etwas mehr Zeit, u. a. die Linde oder die Eiche. Die Esche ist oftmals die letzte, deshalb wurde sie von Hildegard von Bingen wohl auch als ›ein Sinnbild der besonnenen Einsicht‹ bezeichnet.

Das eine ist das zeitlich ungleiche Erwachen der einzelnen, das andere ist, dass es natürlich auch von Jahr zu Jahr Veränderungen geben kann. Bei ausgesprochen milden Wintern ohne großen Kälteeinbruch sind aus vielen der sonst üblichen Langzeitschläfer schon Frühaufsteher geworden.

Und es gibt selbstverständlich auch große regionale Unterschiede. Das kann ich jedes Jahr aufs Neue bei uns in der Umgebung beobachten. Mein Wohnort liegt zwischen Stuttgart und Nord-Schwarzwald. Stuttgart ist für eher mildere Winter bekannt. Der nahe Schwarzwald zeigt sich in einem rauheren Klima. Fahre ich also 10 Minuten Richtung Stuttgart, sind im März/April bei vielen Bäumen schon die Blätter geöffnet. 10 Minuten in die andere Richtung schaut noch nicht einmal eine Spitze des Blattgrüns heraus: nur einige Kilometer Luftlinie! Ich bin immer wieder über den Unterschied erstaunt.

Der Vorteil liegt natürlich auf der Hand: verpasse ich tatsächlich einmal das rechtzeitige Sammeln eine meiner geliebten Knospen bedarf es nur eines kleinen Ausflugs in die entsprechende Richtung. Was aber nicht bedeuten soll, dass ich nachlässig mit dem richtigen Zeitpunkt des Sammelns umgehe.

Ich möchte nämlich vor allem die Knospen von meinen bevorzugten Sammelplätzen ernten. Das sind Standorte, die nicht direkt an Straßen sondern eher mitten im Wald oder an Bachläufen liegen.

Die Knospen der Weißen Rosskastanie sind im Vergleich zu den meisten anderen Baum- und Straucharten wahre Giganten: Hier reicht bereits die Hälfte einer Knospe zum Herstellen eines Gemmomittels.

A propos sammeln: die Knospen sollten möglichst an trockenen Tagen um die Mittagszeit geerntet werden. Die Knospen müssen zudem geschlossen, maximal leicht geöffnet, sein, damit sie noch die volle Kraft besitzen, die für ein wirkungsstarkes Gemmomittel nötig sind.

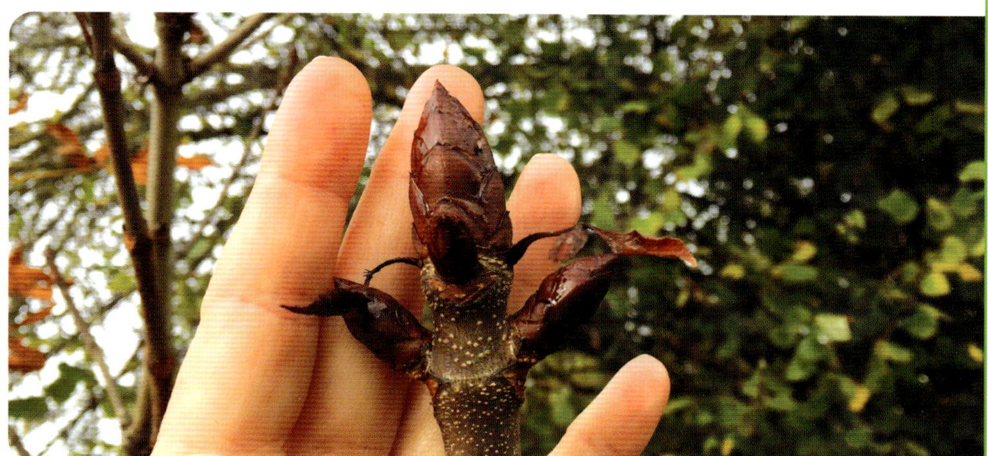

Was Ihr noch beachten solltet ist, dass Ihr nicht zu viele Knospen von einer Pflanze nehmt. Da aber die meisten Bäume gerne in Gemeinschaft leben findet man oftmals die gleiche Baum- bzw. Strauchart in unmittelbarer Nähe. Und verwendet für Gemmomittel am besten die Knospen, welche am weitesten vom Stamm entfernt wachsen. Im Fachjargon sagt man hierzu ›einjähriger Astteil des Langtriebs‹.

Die Menge der Knospen hängt ganz entscheidend von deren Größe ab: viele Bäume haben mittelgroße Knospen, hiervon benötigt man zur Herstellung von 4 Fläschchen Gemmomittel à 50 ml ungefähr 20 Stück. Bei der Rosskastanie reicht eine einzige Knospe, denn deren Knospen sind im Vergleich zu anderen Baumarten riesig.

Wenn Ihr die gewünschten Knospen identifiziert habt könnt Ihr diese vorsichtig mit zwei Fingern, ggfs. Fingernägeln, abknipsen. Ich stecke meine kleinen Schätze anschließend in ein Stoffsäckchen und verarbeite sie umgehend, sobald ich zu Hause bin.

Herstellen und Anwenden von Gemmomitteln

Pflanzenknospen sind besonders reich an Wachstumsfaktoren, wie Proteinen, Vitaminen, pflanzlichen Hormonen, Enzymen und Aminosäuren. Glycerin löst Proteine und Aminosäuren besonders gut an. Alkohol wiederum kann effizient sekundäre Pflanzenstoffe sowie ätherische Öle binden. Durch die Kombination von Alkohol mit Glycerin bekommt man Zugang zu vielen wichtigen Inhaltsstoffen von Knospen, wie man in klinischen Studien herausgefunden hat. Dies ist ein wichtiger Aspekt in der Gemmotherapie und der Schlüssel zur erfolgreichen Herstellung eines Gemmomittels.

Ihr habt also nun Knospen gesammelt und möchtet diese weiterverarbeiten. Für die Herstellung eines Gemmomittels benötigt Ihr nun folgende Utensilien:

- 1 digitale Küchenwaage
- 1 scharfes Messer
- 1 Apothekerfläschchen à 20 ml mit Verschlusskappe
- 10 ml Glycerin (85 %)
- 10 ml Alkohol (70 %, unvergällt)
- 1 Messzylinder (100 ml)

1. Zuerst 1 g frisch gepflückte Knospen abwiegen.
Normalerweise nimmt man für Gemmomittel immer nur eine Sorte Pflanzenteile. Ich kann mir aber auch eine Mischung verschiedener Knospen vorstellen, je nach eigenem Belieben bzw. dem aktuellen Bedürfnis. Probiert es einfach aus!

2. Die Knospen werden anschließend mit dem Messer zerkleinert und in das Apothekerfläschchen gegeben.

3. Nun füllt man das Gemisch aus Glycerin und Alkohol hinein, verschließt das Fläschchen und schüttelt es einmal gut durch.

4. Das Fläschchen soll nun für drei Wochen an einem warmen Ort, jedoch nicht im direkten Sonnenlicht, stehen. Einmal täglich wird es geschüttelt, damit die wertvollen Inhaltsstoffe gleichmäßig aus allen Knospenteilen gelöst werden.

Nach drei Wochen ist der Pflanzenauszug fertig. Ihr benötigt nun:

- 90 ml Glycerin (85 %)
- 90 ml Alkohol (70 %, unvergällt)
- 1 Becherglas (250 ml)
- 1 Messzylinder (100 ml)
- 4 Apothekerflaschen à 50 ml mit Sprühkopf
- 1 kleinen Plastiklöffel
- 1 kleinen Trichter
- 1 Teefilter

5. Den Trichter mit ausgebreitetem Teefilter in das Becherglas stellen und den Knospenauszug hineingießen.

6. Dann das Glycerin sowie Alkohol hinzufügen und alles mit einem Plastiklöffel verrühren. Nun ist das Gemmomittel fertig!

7. Die Flüssigkeit auf die bereitgestellten Fläschchen verteilen und sie alle mit einem Sprühkopf gut verschließen. Die Fläschchen noch mit Namen und Herstellungsdatum beschriften. Gemmomittel sollten nicht länger als zwei Jahre aufbewahrt werden.

Ein besonderer Augenblick ist es, wenn Ihr zum ersten Mal Euer selbst hergestelltes Mittel ausprobieren könnt. Die Anwendung ist denkbar einfach:

Das Mittel wird 15 Minuten vor den Mahlzeiten direkt in den Mund gesprüht. Am besten lässt man es ein paar Minuten dort einwirken. Über die Blutgefäße der Mundschleimhaut gelangen Wirkstoffe direkt in die obere Hohlvene, welche zum Herzen führt. Die Stoffe umgehen somit dem Verdauungstrakt und stehen deshalb dem Körper in vollem Umfang zur Verfügung.

Gemmotherapeutika nimmt man in der Regel 2- bis 3-mal täglich ein. Erwachsene sollten hierbei 2 – 3 Sprühstöße, Kinder ab sieben Jahren 1 – 2 Sprühstöße nehmen. Kleinere Kinder erhalten Gemmomittel am besten verdünnt in einem kleinen Glas Wasser, dann jedoch nur mit 1 Sprühstoß.

Bei einer akuten Erkrankung kann man Gemmomittel viertelstündlich anwenden. Ich würde allerdings von insgesamt mehr als 5 Einnahmen täglich abraten.
Bei chronischen Erkrankungen ist eine Einnahme von 1- bis 3-mal täglich zu empfehlen, dann über einen längeren Zeitraum. Nach 3 Monaten sollte eine Besserung eingetreten sein. Wenn nicht, gegebenenfalls das Mittel wechseln bzw. mit einem anderen Gemmomittel in Kombination einnehmen. Es könnte sein, dass Ihr Nebenwirkungen bei der Einnahme der Mittel feststellt. Gemmomittel entgiften unseren Organismus. Dies könnte zur Folge haben, dass sich Euer Hautbild verschlechtert oder sich z. B. der Darm reinigt.

Wie Ihr Gemmotherapeutika in ihrer Wirkungsweise erlebt ist immer eine ganz persönliche Begegnung. Mittlerweile gibt es immer mehr begeisterte Anhänger dieser besonderen und wirkungsstarken Mittel.

Ich wünsche Euch gutes Gelingen bei der Herstellung Eurer eigenen Gemmomittel und viel Freude, unsere heimischen Bäumen und Sträucher in ihrer wundervollen Heilkraft zu erleben!

Diese weibliche Blüte unserer heimischen Fichte ist zwar bereits aus ihrem Anfangsstadium herausgewachsen. Allerdings befindet sie sich noch am Anfang ihrer Entwicklung zum zukünftigen Fichtenzapfen – der im Volksmund fälschlicherweise oft als Tannenzapfen bezeichnet wird. Diese Blüte würde ich noch als ›verwertbar‹ für ein Gemmomittel definieren.

Meine bevorzugten Bezugsquellen

Fläschchen, Verschlusskappen & Sprühköpfe
www.flaschenundverschluesse.de
www.glas-shop.com

Messzylinder & Bechergläser
www.laborbedarfshop.de

Glycerin & Alkohol
www.volksversand.de
www.spinnrad.de
www.medpex.de
Apotheken

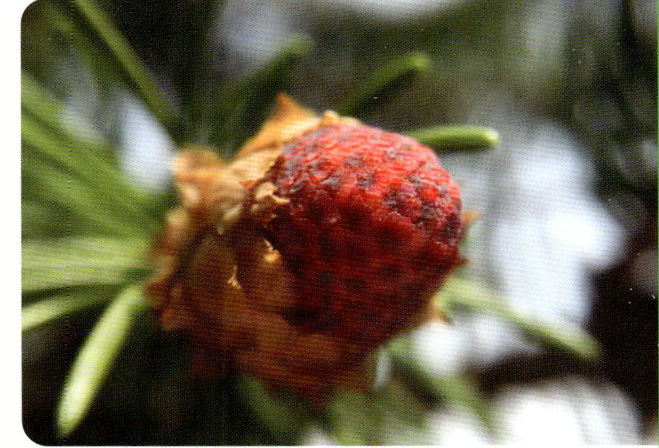

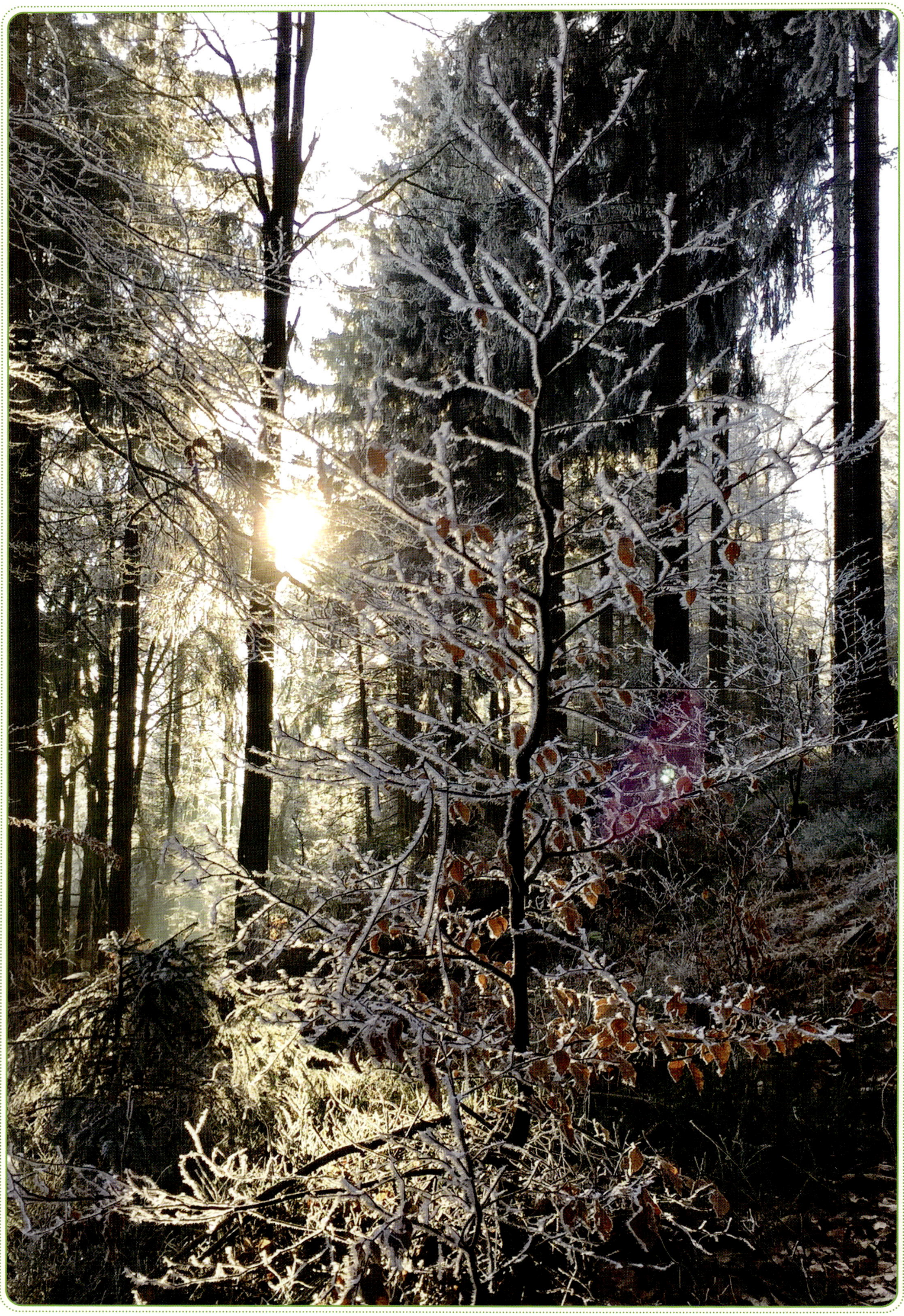

Pflanzenportraits Gemmotherapie

Es werden bereits aus einigen heimischen Bäumen und Sträuchern anerkannte Gemmomittel hergestellt. Sie wurden wissenschaftlich geprüft und ins europäische Arzneibuch aufgenommen.

Ich habe mich mit der Auswahl in diesem Buch an der Verfügbarkeit der Bäume und Sträucher orientiert. Die nachfolgend genannten acht Pflanzen sind in den meisten Regionen Deutschlands und dem unmittelbaren europäischen Ausland zu finden. Ihr könnt aber selbstverständlich von jeder Euch bekannten Baum- oder Strauchart ein Gemmomittel herstellen – sofern die Pflanze nicht giftig ist!

Ihr erhalten zu jedem der unten aufgeführten Bäume einige bekannte volksheilkundliche Anwendungen bzw. in der Phytotherapie erprobte Einsatzgebiete sowie die wissenschaftlich geprüfte Nutzung der jeweiligen Pflanze in der Gemmotherapie. Die Liste der Einsatzmöglichkeiten ist jedoch bei weitem nicht vollständig. Sie soll lediglich einen Einblick auf die Möglichkeiten für verschiedene Anwendungsgebiete geben.

Ahorn, Berg-
Acer pseudoplatanus

Er ist in Mitteleuropa am Häufigsten aller Ahornarten vertreten und liebt vor allem kühl-feuchtes Bergklima. Aber auch in den Niederungen ist er zu Hause.

Phytotherapie
kühlend, fiebersenkend, stärkt die Leber, unterstützt den Stoffwechsel; mit Freude im Hier und Jetzt sein

Gemmotherapie
unterstützt Haut und Leber, entzündungshemmend

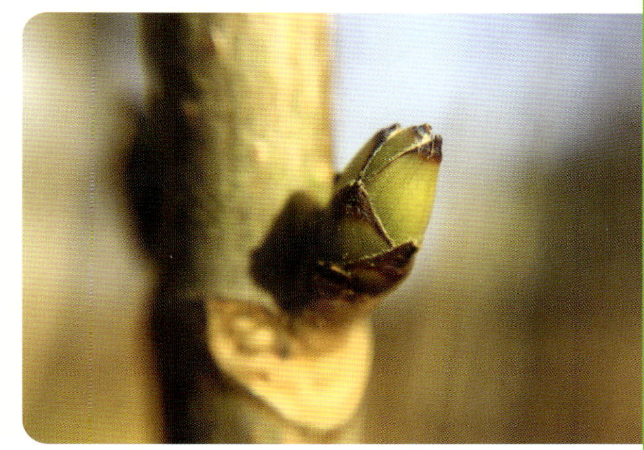

Eiche, Stiel-
Quercus robur

Sie ist sehr anpassungsfähig, verträgt auch nasse Böden, und ist deshalb häufiger vertreten als die Winter-Eiche, welche trockene Böden vorzieht.

Phytotherapie
antibakteriell, hemmt Schweißbildung, stärkt die Leber; fördert Entschlusskraft, Durchsetzungsvermögen

Gemmotherapie
Schwächezustände, Ermüdung, Rheuma, Arthritis

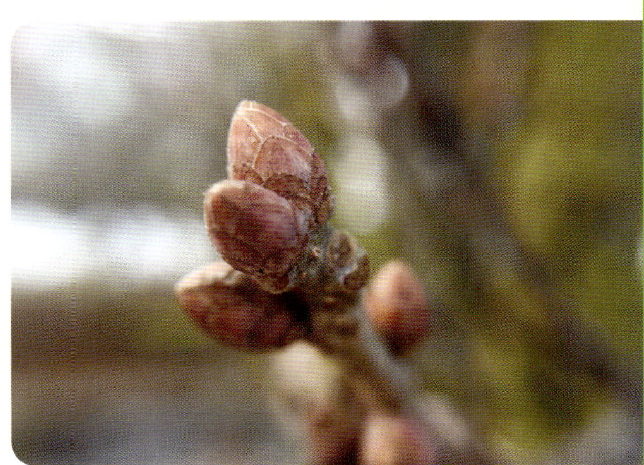

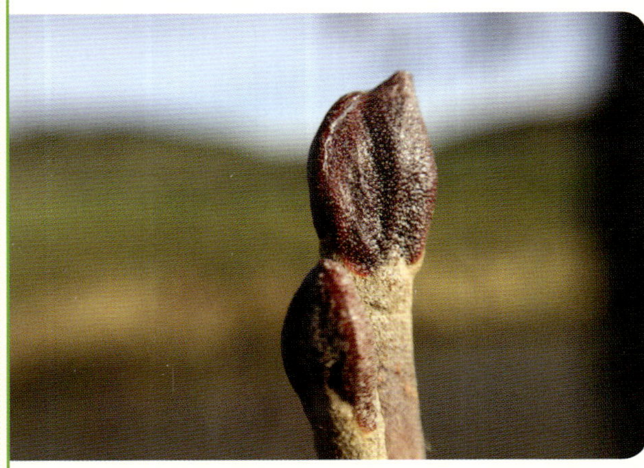

Erle, Schwarz-
Alnus glutinosa

Sie liebt das Wasser und ist aufgrund der an ihren Wurzeln wachsenden Wurzelknöllchen in der Lage, an Flüssen, Bächen und selbst in Sümpfen zu gedeihen.

Phytotherapie
kühlend, fiebersenkend, hilft bei Schmerzen; klärt alte Verletzungen (Gedanken, Gefühle)

Gemmotherapie
entzündungshemmend, antibakteriell, krampflösend

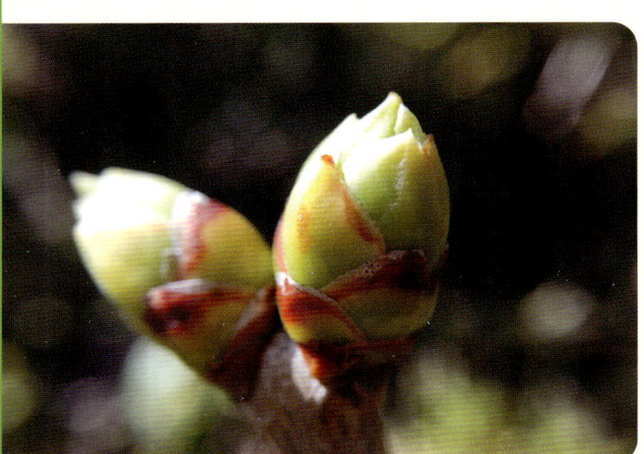

Hasel, gemeine
Corylus avellana

Der Haselstrauch ist eines der in Europa häufigsten Baum- bzw. Straucharten. Er wächst gerne an Waldrändern, aber auch an Bächen ist er zu finden.

Phytotherapie
entzündungshemmend, hustenlindernd, unterstützt Bindegewebe; gibt Schutz, fördert Ausgeglichenheit

Gemmotherapie
Atemwege, löst Flüssigkeitsstau im Körper

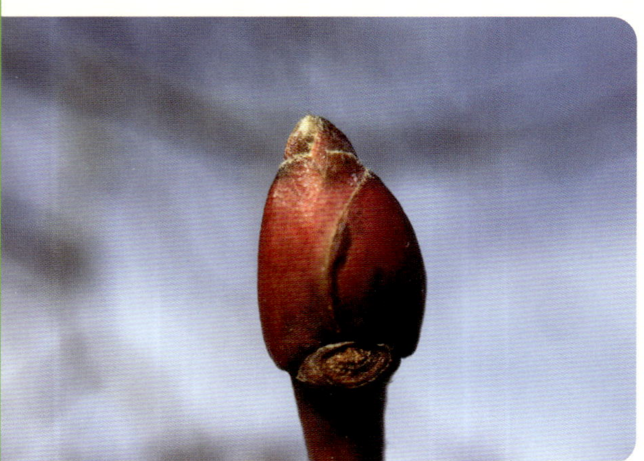

Linde, Sommer-
Tilia platyphyllos

Sie kann aufgrund ihrer großen Austriebskraft sogar an Hängen und Schutthalden gedeihen.

Phytotherapie
beruhigend, krampf- und schleimlösend; hilft bei Migräne, Nervenschmerzen, Schlaflosigkeit, Nervosität; fördert liebevolle Beziehung zu sich selbst und anderen

Gemmotherapie
Neuralgien, beruhigend, angstlösend

Rotbuche
Fagus sylvatica

Sie ist der häufigste Laubbaum in Deutschlands Wäldern und zudem in ganz Mitteleuropa vertreten.

Phytotherapie
zusammenziehend, desinfizierend, fiebersenkend, hilft bei Heiserkeit, Zahnfleischproblemen, Menstruationsschmerzen; beruhigt Körper, Geist und Seele

Gemmotherapie
Nieren- und Leberprobleme, Gelenkbeschwerden

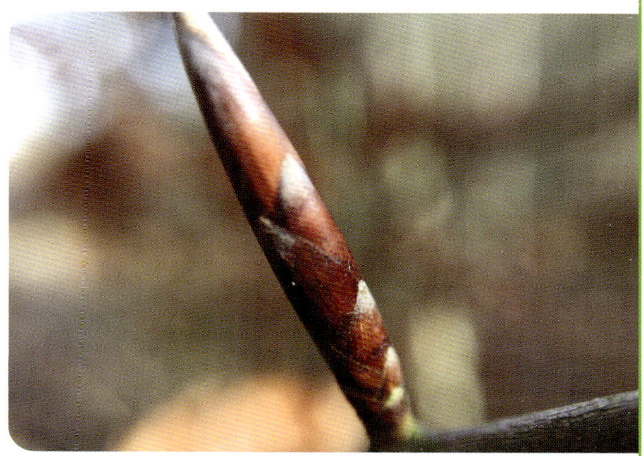

Tanne, Weiß-
Abies alba

Die Tanne ist zwar gut dem Gebirge angepasst, wächst aber auch im Flachland Mittel- und Südeuropas.

Phytotherapie
schlaffördernd, herzunterstützend, hilft bei Atemwegserkrankungen, Muskelverspannungen, kräftigt Stimmbänder; führt uns liebevoll in unsere Mitte

Gemmotherapie
unterstützt Lymphe, Immunsystem, wirkt entgiftend

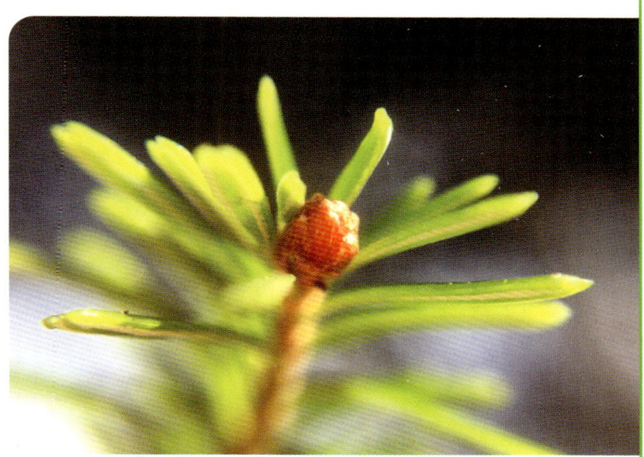

Weide, Silber-
Salix alba

Sie pflegt mit der Erle freundschaftliche Bande, denn auch sie fühlt sich auf feuchtem Boden wohl.

Phytotherapie
fiebersenkend, schweißtreibend, schmerzlindernd, hilft bei Rheuma, Magen- und Darmerkrankungen, Blasen- und Prostatabeschwerden; löst Sorgen und Ängste auf

Gemmotherapie
fiebersenkend, entzündungswidrig, schmerzlindernd

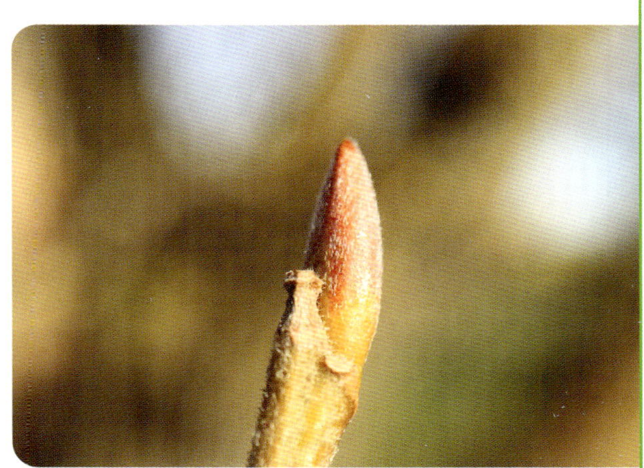

Spitzahorn – ein wahrer Genuss

Beim Spitzahorn zeigt sich sofort, warum er die botanischen Bezeichnung ›acer‹ trägt, was ›scharf‹ bzw. ›spitz‹ bedeutet. Die handförmig gelappten Blätter sind stark eingebuchtet und zugespitzt, was mich immer an die Blätter des Löwenzahn erinnert.

Dieser Ahorn liebt das gemäßigte Klima, deshalb fühlt er sich auch im Flachland, in Flusstälern und in hügeligen Gebieten besonders wohl. Er gesellt sich gerne zu Linden, Eschen und Eichen und wenn er genug Platz und Licht hat kann er 30 m hoch wachsen. Ein wahrhaft stattlicher Baum! Dies haben auch die Städteplaner entdeckt: seine elegante und zugleich machtvolle Erscheinungsform und auch seine Widerstandsfähigkeit gegen Industriebelastung haben den Spitzahorn zu einem der bevorzugten Bäume zur Begrünung von Städten werden lassen.

Durch seine leichten, mit ausgeprägten Spitzen geformten Blätter winkt der Spitzahorn beim kleinsten Wind zu uns herüber, also wolle er sagen: halte inne und erfreue dich an Mutter Natur!

Im Herbst verwöhnt uns der Spitzahorn und seine nahen Verwandten – der Feld-, Berg- und der Fächerahorn – mit frohen und leuchtenden Farben. Gerade der Spitzahorn und der Fächerahorn erfreuen sich deshalb zunehmender Beliebtheit, zumal sie auch keine großen Ansprüche an den Boden stellen. Bei Gartenfreunden ist der Spitzahorn zudem noch gerne gesehen, weil das Laub der Ahornbäume rasch verrottet und eine gute Lauberde ergibt.

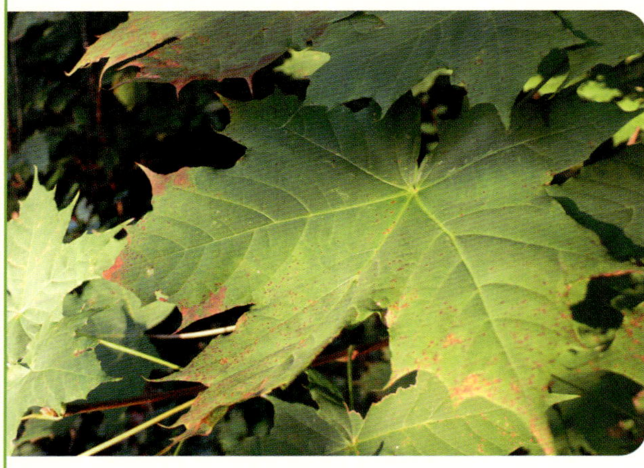

Auch in der Küche erfreut er sich zunehmender Beliebtheit: die Blüten und jungen Blätter lassen sich zu Süßspeisen und Salaten verarbeiten. Und für Erfahrene kann im Frühjahr der Spitzahorn ein wertvoller Lieferant des begehrten Ahornsaftes sein.
Gerade im Frühjahr enthalten die jungen Pflanzenteile viele Vitamine und Mineralstoffe, welche unseren Körper und Seele unterstützen und neue Kraft schöpfen lassen.

Ich habe den Spitzahorn noch in einer ganz anderen Form für mich entdeckt: Der Spitzahorn ist, wie auch die Rosskastanie, ein Seifenbaumgewächs. Seifenbaumgewächse besitzen eine größere Menge an Saponinen, also Stoffe, die mit Wasser in Verbindung gebracht, schäumen. Ich nehme deshalb bevorzugt Ahorn- und Rosskastanienblätter und koche daraus einen starken Tee. Diesen nutze ich dann als – genau, Haarwaschmittel! Seitdem nehme ich weder Shampoo noch Pflegemittel für trockene Haarspitzen und die Umwelt freut sich über weniger Chemie im Abwasser.
Zugleich kühlt mich der Ahorn mit seiner beruhigenden Wirkung nach einem ausgefüllten Arbeitstag ab, lässt mich im wahrsten Sinn des Wortes einen kühlen Kopf bekommen.

Immer, wenn ich auf meinen Spaziergängen an einem Spitzahorn vorbei komme, freue ich mich an seiner Leichtigkeit, seiner Lebendigkeit und denke an die nächste Gelegenheit, wenn ich mich mit Hilfe seiner Blätter wieder an einer warmen und zugleich erfrischenden Dusche erfreuen kann!

Birke – Botschafterin des Frühlings

Da steht sie nun, in ihrem unverkennbar weißen Kleid, auf die ersten Strahlen der Frühlingssonne wartend. Diese auffällig weiße Farbe der Rinde hebt sie von allen anderen unserer heimischen Bäume ab. Und schaut man tiefer in die Geschichte der Birke und ihrer Verbindung zum Menschen erkennt man noch viele andere Besonderheiten. Dass die Birke für den Frühling steht und somit auch für den Neubeginn ist kein Zufall.

Wir lassen unseren Blick direkt in die Natur schweifen, über die Ebenen bis hin zu den Wäldern. Die Birke ist ein Pionierbaum, das heißt sie kann auch auf kargen Böden gedeihen. Aufgrund ihres flachen Wurzelwerkes ist sie sogar in der Lage, auf Fels, Sand und im Moor zu wachsen. Allerdings braucht sie viel Licht, deshalb fühlt sie sich auch im dicht wachsenden Buchenwald nicht wohl und säumt lieber den Waldrand, lässt dort ihr helles Kleid direkt im Sonnenlicht leuchten.

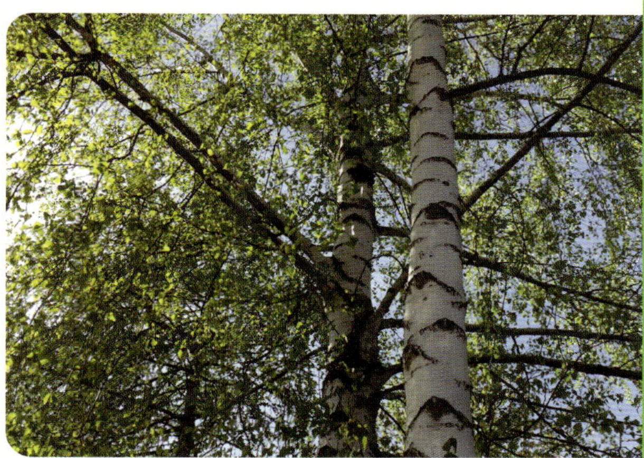

Die Birke steht deshalb für den Neubeginn eines Waldes – eines neuen Lebensraumes für Menschen und Tiere. Interessant ist, dass die weiße Farbe der Rinde nicht nur die Birke an sich erstrahlen lässt, sondern auch dem Birkenholzfeuer eine besondere Leuchtkraft gibt. Dieses leuchtende Feuer wurde in alten Bräuchen als Willkommensgruß für den Frühling entzündet.
Die Wissenschaft hat einen speziellen Namen für das Weiß der Rinde: Betulin. Und mittlerweile weiß man auch, dass Betulin ein besonderes Wirkungsspektrum für unseren Organismus besitzt: es wirkt entzündungshemmend, antibakteriell und antiviral, bekämpft Tumore und ist zudem noch cholesterinsenkend.

In der Volksheilkunde weiß man schon länger um die heilende und stärkende Wirkung der Birkenblätter und des Birkensaftes. So manche Großmutter erinnert sich noch an die Spaziergänge in den Wald, um im Frühjahr die kostbare Flüssigkeit der Birke zu zapfen. Dieser Saft fand Anwendung bei Arthritis und Rheuma, half bei Nieren- und Blasenerkrankungen sowie bei Hautproblemen.
Von verschiedenen Freunden aus Polen, Russland und Litauen weiß ich, dass aus diesem Grund der Birkensaft dort auch heute noch ein geschätztes und begehrtes Getränk ist. Mit ihrem Saft oder einem Tee aus den Blättern verhilft uns die Birke also zu einem kraftvollen und gesunden Start in ein neues Jahr. Es ist jedenfalls sicher kein Zufall, dass das Baumalphabet der Kelten mit ›Beth‹, dem keltischen Namen für ›Birke‹, begann. Auch sie wussten um die verjüngende, frühlingshafte, erneuernde Kraft der Birke.

Ich bin gespannt, was Ihr empfindet, welche Gedanken Euch durch den Kopf gehen, wenn Ihr das nächste Mal eine Birke trefft. Vielleicht weht Euch ein Hauch alter Erinnerungen und Geschichten dieses märchenhaft wirkenden Baumes entgegen.
Oder die ersten warmen Frühlingsstrahlen beleuchten den weißen Stamm und Ihr fühlt Euch eingeladen zu verweilen und diesen Augenblick in freundschaftlichem Schweigen zu genießen.

Der Birkensaft wurde und wird ganz gezielt als Frühjahrskur genutzt, um den Stoffwechsel anzuregen und die Altlasten des Winters aus dem Körper zu vertreiben.
In der Gemmotherapie wirkt die Birke u. a. entzündungshemmend und wird bei Heuschnupfen und anderen Allergien eingesetzt.

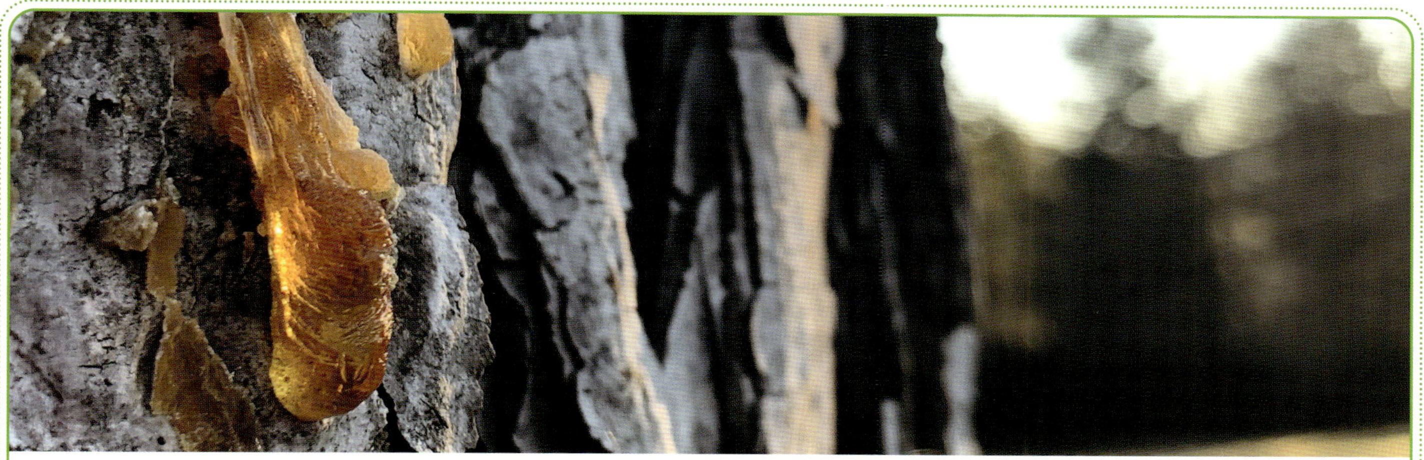

Heilsam – eine Salbe mit Geschichte

Die Haut ist unser größtes Organ und schützt uns gegenüber Einflüssen von außen. Auch Bäume besitzen im weitesten Sinne eine Haut: im Volksmund spricht man von der Rinde. Genaugenommen ist die Rinde allerdings die Haut der jungen Bäume. Sie ist im Allgemeinen glatt. Ältere Bäume entwickeln eine Borke – mit Ausnahme der Rotbuche: sie erhält sich ihr jugendliches Erscheinungsbild bis ins hohe Alter.
Bäume entwickelten im Laufe ihrer Entstehungsgeschichte verschiedene Stoffe, um sich bei Verletzungen gegen Bakterien, Viren und Pilzen zu schützen. Ein wesentliches Element sind Harze, welche uns vor allem durch unsere heimischen Nadelbäume bekannt sind. Aber auch andere Stoffe, wie z. B. Tannine, auch Gerbstoffe genannt, helfen den Pflanzen, sich gegen Pflanzenfresser erfolgreich zur Wehr zu setzen. Eichen besitzen in ihrem Holz einen hohen Anteil an Gerbstoffen, deshalb können sie größere Verletzungen unbeschadet überleben. Dass Harze eine große Heilwirkung besitzen wussten bereits unsere Vorfahren. Harzsalben wurden bei Erkältungskrankheiten, Glieder- und Muskelschmerzen, Verletzungen (z. B. bei Prellungen und offenen Wunden), Verbrennungen oder auch als durchblutungsfördernde und desinfizierende Zugsalbe verwendet. In den Alpenregionen griff man auf die dort heimischen Bäume zurück: die Lärche, die Zirbelkiefer und die Fichte. Im Flachland sind vor allem Tanne, Fichte und Waldkiefer zuhause. Ich bevorzuge es, die Pflanzenteile zu verwenden, die aus meiner direkten Umgebung stammen. Da Tannen prinzipiell nicht so viel Harz produzieren wie ihre nadeligen Verwandten nutze ich vor allem Harze von Waldkiefer und Fichte.

Harze sammeln oder kaufen?

Besonders erfüllend ist es natürlich, wenn man die Pflanzenteile für eine Salbe selbst sammeln kann. Bei Harzen ist dies jedoch nicht ganz so einfach wie bei Kräutern: Nicht jeder Baum ist verletzt und auch nicht jede Wunde ist so groß, dass genügend Harz für eine Mitnahme bleibt. Denn selbstverständlich gilt auch beim Harzsammeln, dass die Bäume nicht verletzt oder geschädigt werden sollen. Es eignen sich hierfür z. B. Tröpfchen oder Tropfen, die nicht direkt am Stamm kleben. Somit kann man das Lösen mit Messer oder Spatel vermeiden, welche den Baum verletzten könnten. Deshalb verwende ich lieber meine Finger. Alles, was sich so nicht lösen lässt, bleibt am Baum.
Transportieren lassen sich die so gewonnenen Harze in Papierbeuteln oder in Gläsern und Dosen, welche mit Backpapier ausgekleidet sind. Zuhause angekommen nimmt man das Papier mit Harz aus dem Behältnis und lässt es an der Luft trocknen. Harze sind nicht wasserlöslich, deshalb können klebrige Finger nicht mit Seife und Wasser gereinigt werden. Aber es gibt eine einfache Lösung: Öl! Egal, ob Speiseöl oder ein kosmetisches Öl, das Harz lässt sich wunderbar damit entfernen.

Das gilt auch für Töpfe, Gläser und Kochlöffel. Allerdings ist der Putzaufwand so groß, dass ich Euch empfehle, für Harzsalben separate Materialien zu verwenden. Ich besitze einen Salbentopf sowie Kochlöffel, die ich ausschließlich für Harzsalben nutze. Mein Topf hat mittlerweile eine Patina, die ich nie komplett entferne. Beim Salbenkochen lösen sich meist alte Harzteilchen vom Topfboden. Das schadet aber in keinster Weise. Ich kann Euch versichern: es wird eine wundervolle Salbe entstehen!
Jetzt komme ich zurück zum Harzsammeln: Harze lassen sich gut bei kühlen Temperaturen sammeln, da sie leichter abgebrochen werden können und nicht so stark an den Fingern kleben. Außerdem empfiehlt es sich älteres Harz zu verwenden. Es ist härter und trockener als junges Harz. Junges Harz ist übrigens meist sehr hell, beinahe durchsichtig. Älteres Harz hat je nach Baumart eine weißlich-gelbe, gelb-goldene bis bronze-bräunliche Färbung. Das älteste und härteste Harz, das wir kennen, ist der Bernstein!
Ist das Harz gut getrocknet und Ihr möchtet es nicht gleich verarbeiten, könnt Ihr es in Gläsern oder Dosen verschlossen über längere Zeit aufbewahren – auch Holzschachteln eignen sich hervorragend zum Aufbewahren der getrockneten Harze. Solltet Ihr nicht die Möglichkeit oder Zeit zum eigenen Sammeln haben bietet sich der Kauf von Harzen an. Eine kleine Auswahl an Bezugsquellen findet Ihr am Ende dieses Kapitels.

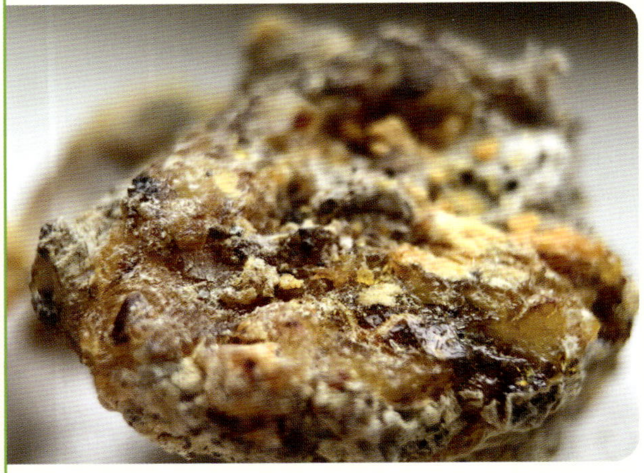

Harze verschiedener Bäume haben viele Gemeinsamkeiten: sie unterstützen uns u. a. bei Erkältungskrankheiten und wirken stärkend. Jedes Harz hat jedoch auch seine eigene ›Note‹: so wird Fichtenharz (Foto) z. B. als waldig, warm und aromatisch beschrieben.

Harze reinigen

In den gesammelten Harzen können andere Pflanzenteile, z. B. Baumrinde und Moose als auch Insekten enthalten sein. Es ist nicht unbedingt notwendig das Harz zu reinigen. Vor allem beim Räuchern verzichten viele auf diesen zusätzlichen Schritt der Verarbeitung. Möchte man allerdings aus hygienischen Gründen diese ›Verunreinigungen‹ nicht in der Salbe haben, empfiehlt es sich tatsächlich, das Harz vorher zu säubern bzw. zu filtern.
Es gibt verschiedene Varianten des Filterns. Eine sehr einfache und effiziente Form möchte ich Euch hier vorstellen: Ihr nehmt einen alten Emaille-Topf oder -Pfanne, einen Holzschaber und ein sehr feines Küchensieb aus Metall. Da sicherlich Harzrückstände an den Utensilien kleben bleiben sollte man auch hier auf Gegenstände zurückgreifen, die dann zukünftig ausschließlich zum Harzreinigen verwendet werden.
Das Harz wird in den Topf gegeben und erhitzt. Sobald das Harz komplett flüssig ist kann man es durch das Sieb auf ein ausgelegtes Backpapier gießen. Nach dem Erkalten bzw. Trocknen lässt sich das Harz leicht vom Backpapier lösen und in kleine Stücke brechen. Den Topf kann man leicht mit etwas Küchenkrepp säubern. Das Sieb wiederum lässt sich durch Hin- und Herbiegen der erkalteten Reste ebenfalls einfach reinigen. Für diejenigen, welche die Reste aus dem Sieb ebenfalls noch verwenden möchten: diese eignen sich als Anzündhilfe für ein gemütliches Feuer!

Zutaten und Herstellung einer Harzsalbe

Als Basis für Eure Salbe könnt Ihr ein Öl nach Eurem Geschmack wählen. Auch sind verschiedene Öle miteinander kombinierbar. Wichtig ist, dass Ihr ein kaltgepresstes Öl verwendet, bevorzugt in Bioqualität. Beispiele für Öle: Avocadoöl, Hanföl, Haselnussöl, Jojobaöl, Leinöl, Mandelöl, Nachtkerzenöl, Olivenöl, Sonnenblumen- und Walnussöl.

Was eine wundervolle Bereicherung bei der Salbenherstellung darstellt ist die Verwendung von selbst gemachten Ölauszügen. Durch den Einsatz eines Ölauszugs könnt Ihr die Wirkungsweise und Heilwirkung Eurer Salben noch um ein Vielfaches verstärken.

Bei der Wahl der Harze ist es ähnlich wie bei den Ölen: man kann lediglich das Harz einer Baumart für die Herstellung der Salbe zu verwenden. Es lassen sich aber selbstverständlich auch zwei oder mehrere Harze miteinander kombinieren. Hier spielt zum einen wiederum der persönliche Geschmack bzw. die Geruchsempfindung eine Rolle. Zum anderen hat jedes Harz seine eigene, spezielle Kraft und Heilwirkung. Dies könnt Ihr bei der Wahl des Harzes mit einfließen lassen. Die individuellen Kräfte und Vorzüge der heimischen Harze werde ich im folgenden Kapitel ›Räuchern‹ näher erläutern.

Wie bereits erwähnt verwende ich Öl als Basis für eine Harzsalbe. Hinzu kommt dann das Harz sowie Bienenwachs als Konsistenzgeber. Für einen schönen – und zugleich auch heilsamen – Duft ergänze ich die Salbe mit Ätherischem Öl.
Im Anschluss findet Ihr verschiedene Rezepte zur Herstellung von Harzsalben. Ihr werdet feststellen, dass in diesen Rezepten das Mischungsverhältnis von Ölen und Harz unterschiedlich ist. Für mein Empfinden hat sich das Verhältnis von 3:1 – Öl und Harz – bewährt.

Zur Herstellung einer Harzsalbe benötigt Ihr:
- 1 Topf
- 1 Holzrührlöffel
- 1 Mörser und Stößel
- 1 kleines Tellerchen
- 1 Waage

Zunächst wird das Harz mit einem Mörser pulverisiert. Dann gibt man das Öl sowie das Harz in einen Topf und erhitzt dieses langsam und unter ständigem Rühren. Die Höhe der Temperatur hängt u. a. von dem verwendeten Öl ab. Erfahrungsgemäß benötigt man jedoch mindestens 70°C, damit sich das Harz vollständig im Öl lösen kann.
Anschließend fügt man das Bienenwachs hinzu und rührt solange, bis dieses ebenfalls geschmolzen ist. Nun gibt man ein bisschen der flüssigen Salbe auf ein Tellerchen, um die Konsistenz zu testen. Ist die Salbe zu fest fügt man noch etwas Öl hinzu, ist sie zu flüssig noch etwas Bienenwachs. Zum Schluss kann man nach Belieben noch ein oder mehrere Ätherische Öle hinzugeben, z. B. zur Beruhigung und schnelleren Wundheilung der Haut Lavendelöl, bei Erkältungskrankheiten Kiefernnadelöl.
Das flüssige Gemisch wird nun in kleine Döschen gefüllt. Die Döschen werden erst verschlossen, wenn die Salbe komplett ausgekühlt ist. Zum Schluss die Salbendöschen noch beschriften und fertig ist die Harzsalbe!

Eine kleine Anmerkung: in seltenen Fällen kann es passieren, dass eine Harzsalbe zu Hautirritationen führt. Vor der Verwendung also am besten auf einer kleinen Fläche der Haut die Salbe probeweise auftragen.

Ich liebe es, meinen Salben fantasievolle Namen zu geben: so entstand ›Alles Dufte‹ für eine Deosalbe, ›Winterdienst‹ für eine Erkältungssalbe und ›Heilsam‹ für meine Harzsalbe. Harzsalben sind in der Regel mindestens ein Jahr haltbar, oft aber auch noch nach zwei oder drei Jahren zu verwenden. Eventuell verflüchtigt sich der Geruch der Ätherischen Öle, aber solange die Salbe angenehm riecht kann man sie unbedenklich einsetzen. Meine älteste Harzsalbe ›Heilsam‹ ist bereits vier Jahre alt und kommt immer noch zum Einsatz!
Viel Vergnügen beim Salbenrühren in der Duftküche wünsche ich Euch!

Salbenrezepte

Heilsam – mein Originalrezept
100 g Auszugsöl Kiefernnadel und -Rinde (Sonnenblumenöl)
100 g Auszugsöl Mittlerer Wegerich (Olivenöl)

25 g Kiefernharz
35 g Fichtenharz (Burgunderharz)

15 Tropfen ätherisches Geranienöl
10 Tropfen ätherisches Rosenöl
5 Tropfen ätherisches Lavendelöl
2 Tropfen ätherisches Kiefernnadelöl
2 Tropfen ätherisches Edeltannenöl

25-30 g Bienenwachs

Fichtenharz-Salbe
100 g Sonnenblumenöl
40 g Fichtenharz
30 g Bienenwachs

Kiefernharz-Salbe
100 g Hanföl
10 g Kiefernharz
20 g Bienenwachs

Lärchenharz-Salbe
100 g Olivenöl
50 g Lärchenharz
15 g Bienenwachs

Meine bevorzugten Bezugsquellen

Basisöle und Ätherische Öle
www.der-bio-shop.info
www.dragonspice.de
www.maienfelser-naturkosmetik.de
www.primaveralife.com

Harze
www.der-bio-shop.info
www.maienfelser-naturkosmetik.de

Pflanzenteile
www.meine-teemischung.de

Bienenwachs
www.dragonspice.de

Salbenkruken/-dosen
www.paracelsus-versand.de
Apotheke

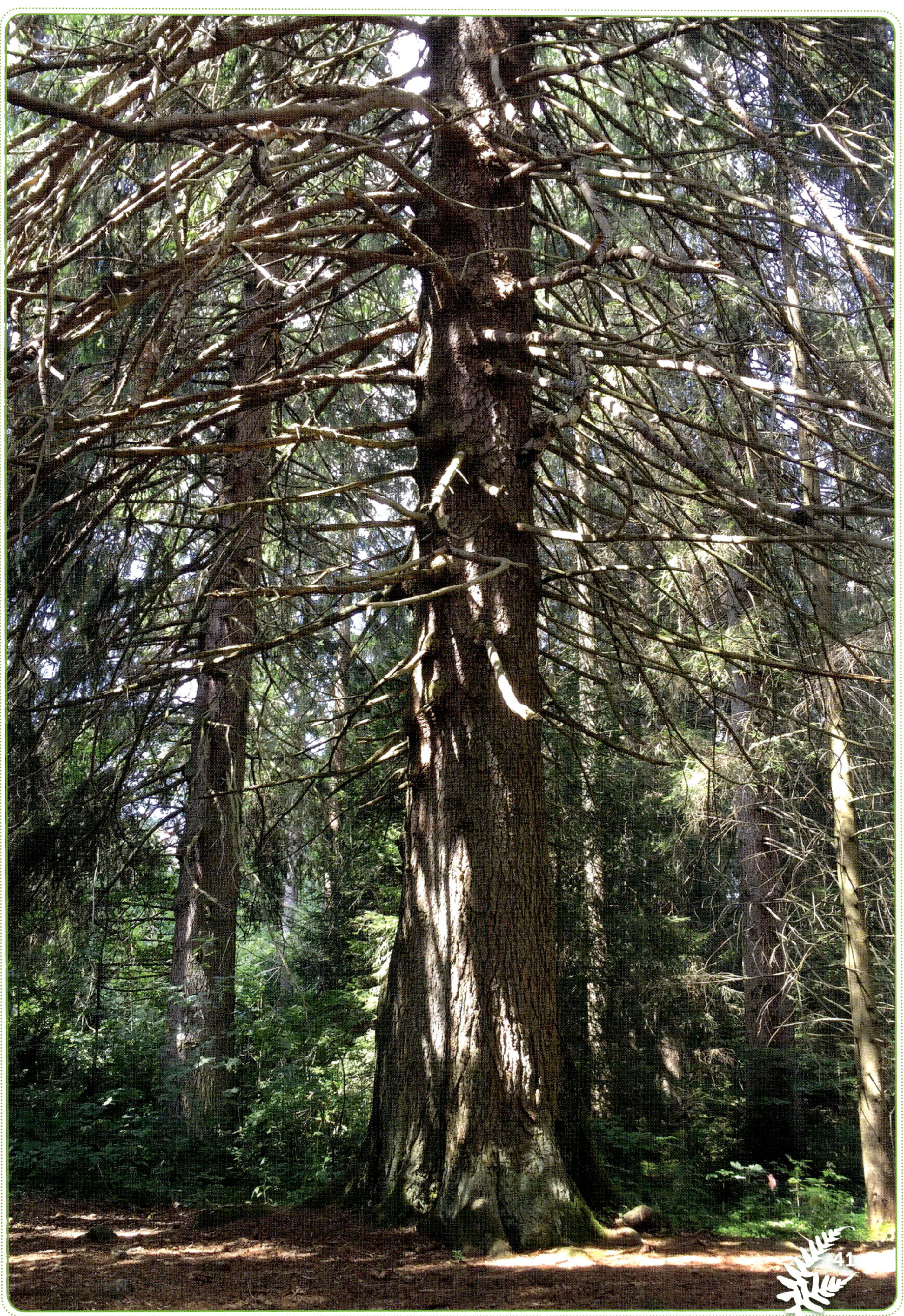

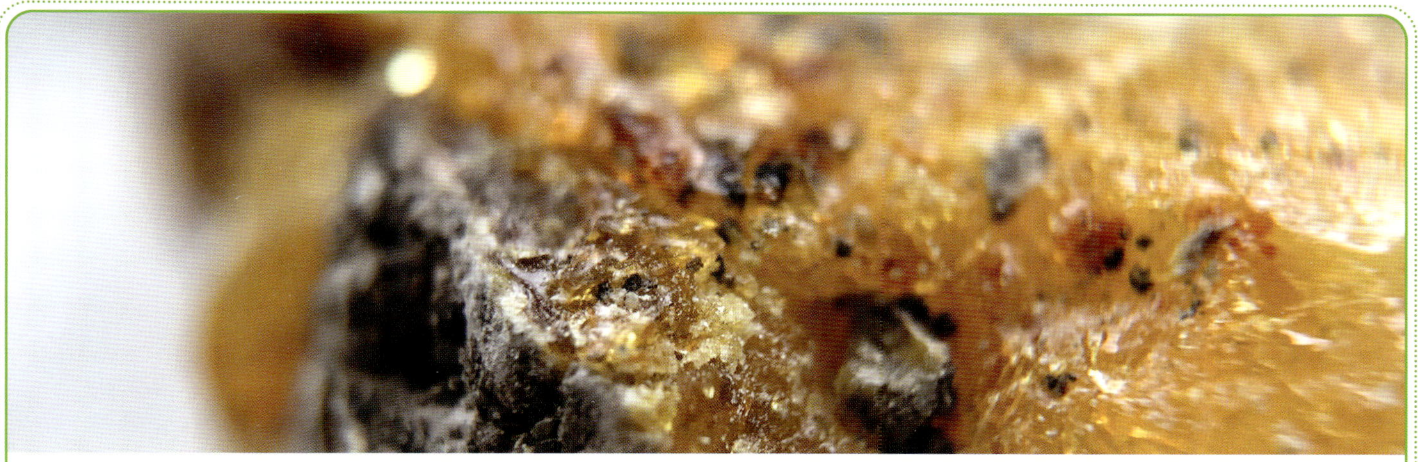

Räuchern mit heimischen Harzen

Das Räuchern von Krankenzimmern, Wohnhäusern und Ställen hat eine alte Tradition, denn eine Räucherung wirkt reinigend und desinfizierend. Mittlerweile nutzt man die wohltuenden und wohlriechenden Düfte zusätzlich unter anderem zum Klären und Neutralisieren von Raumenergien und zur Reinigung der Aura, unseres Energiekörpers.

Jedoch kaum ein Duft fasziniert die Menschen so sehr wie der Weihrauch! Das Harz des Weihrauchbaumes wurde schon im alten Ägypten, vor mehr als 3000 Jahren v. Chr., für kultische Zwecke verwendet – auch als Desinfektionsmittel sowie als Heilmittel wurde es vor allem in begüterten Kreisen geschätzt und regelmäßig eingesetzt. Für die Beisetzung der ägyptischen Pharaonen nutzten man bei der Mumifizierung ebenfalls Weihrauch. Die Wichtigkeit und Achtung gegenüber des Weihrauchs zeigte sich in der Namensgebung der Ägypter: sie nannten die Harzperlen ›Schweiß der Götter‹.
Auch andere Völker und Glaubensgemeinschaften bedienten sich des aromatischen Duftes: so verwendeten z. B. die frühen Christen den Weihrauch bei Begräbnisfeiern. Die Römer ersetzten mit dem Verbrennen des Weihrauchs ihre bis dahin vorgeschriebenen Opferrituale. Ab dem 5. Jhdt. v. Chr. war der Weihrauch eines der begehrtesten und teuersten Handelsgüter. Nicht umsonst heißt die älteste Handelsroute der Welt ›Weihrauchstraße‹. Sie führte vom Jemen bis zum Mittelmeer.

In Europa konnten sich jedoch nur die Reichen den Luxus von echtem Weihrauch leisten. Deshalb griffen die einfachen Menschen auf günstigere Alternativen zurück: In den Alpenregionen auf das Zirbenharz, auch ›Weihrauch der Alpen‹ genannt. In den Tälern wurden die Harze verwendet, an die am besten heranzukommen war: je nach Region das Fichtenharz, Kiefernharz oder Lärchenharz. Diese wurden im Volksmund allgemein als ›Waldweihrauch‹ bezeichnet.

Für mich besitzt dieser ›Waldweihrauch‹ eine eigene Magie, denn diese Harze kommen von unseren heimischen Bäumen, sie sind unsere Nachbarn, unsere vertrauten Freunde. Natürlich verwende auch ich ab und zu das Harz eines Weihrauchbaumes. Aber in den meisten Fällen gebe ich unseren heimischen Harzen den Vorzug.
Wenn man sich mit Harzen beschäftigt stolpert man immer wieder über verschiedene Begriffe. Einige möchte ich Euch nachfolgend kurz erläutern:

Harze
Harze sind zähe Flüssigkeiten und lassen sich mit Alkohol, vor allem aber mit Öl, lösen. Sie dienen Pflanzen zur Wundheilung und bestehen hauptsächlich aus Harzsäuren.

Balsame

Wir kennen den Begriff Balsam u. a. aus der Redewendung ›Balsam für die Seele‹, also etwas, was uns Ruhe und Entspannung bringt. Außerdem wird Balsam heutzutage auch im Zusammenhang mit Haut- und anderen Pflegeprodukten unterschiedlichster Art genannt. Im ursprünglichen Sinne sind Balsame allerdings ebenfalls Harze. Sie besitzen jedoch außergewöhnlich viel Ätherisches Öl und sind mehr oder weniger fettlösliche, dickflüssige, sirupartige Substanzen, die einen eigenen, charakteristischen Geruch besitzen. Zu den Balsamen wird u. a. Weihrauch, Myrrhe und Styrax gezählt, aber auch Tannen- und Lärchenharz gehören dazu.

Gummiharze

Gummiharze sind eine Mischung aus Gummi, Harzen und Wasser. Sie stammen aus dem Milchsaft bestimmter Pflanzen und enthalten sowohl wasserlösliche Gummianteile als auch alkohol- und öllösliche Harzanteile. Gummiharze werden deshalb in Wasser weich, lösen sich jedoch nicht auf. Gummiharze kommen bei uns vor allem bei gewissen Obstbaumarten vor, die zur Familie der Steinobstgewächse gehören. Dies sind z. B. die Kirsche, der Pflaumen- und der Zwetschgenbaum sowie Aprikosen- und Pfirsichbäume.

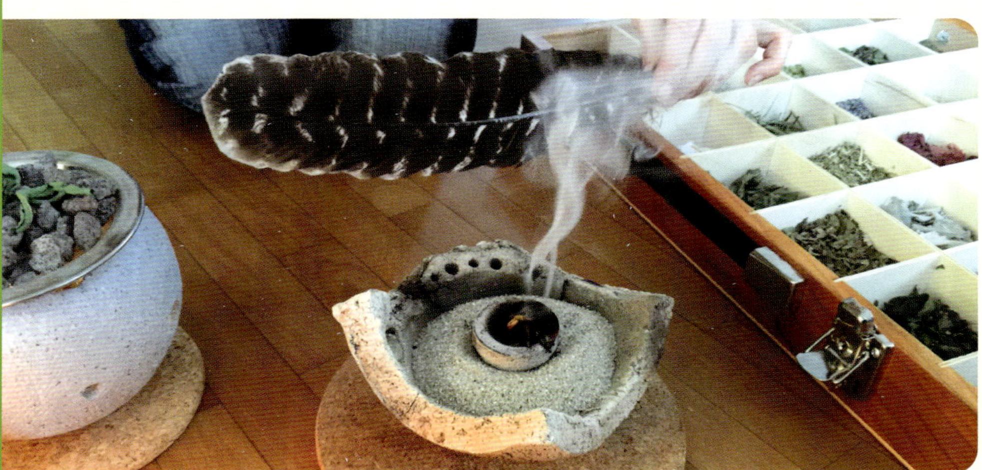

Im Gegensatz zum Harz bietet sich das Sammeln des Gummiharzes im Sommer bei Wärme und trockenem Wetter an. Sobald es feucht bzw. nass ist weichen die wasserlöslichen Gummitropfen auf und verlieren sich. Gummiharze besitzen weniger Ätherische Öle als Harze. Sie können jedoch süß oder fruchtig riechen und lassen sich mit anderem Räucherwerk gut kombinieren. Pulverisiert sind sie wiederum hervorragend als Bindemittel in Räuchermischungen geeignet. Da jede der Obstbaumarten eine eigene Kraft und Energie mitbringt, sind sie meiner Meinung nach eine schöne Ergänzung für Räucherungen – gerade auch zu Jahreskreisfesten oder Ritualen.

Wie schön ist es doch, dem Rauch des Harzes zuzusehen: für mich ist Räuchern wie eine Meditation – meine Gedanken klären sich, ich komme zur Ruhe und bin einfach da: im Hier und Jetzt!

Räuchern mit Kohle

Selbstverständlich gibt es verschiedene Möglichkeiten Harze zu räuchern. Ich werde Euch die klassische Variante vorstellen: Das Räuchern mit Kohle! Das Räuchern mit Kohle ist zugleich die ursprünglichste Form des Räucherns. Früher, am offenen Feuer, konnte man Harze direkt auf der Kohle verglühen lassen. Sicherlich nutzten unsere Vorfahren gleichfalls auch Behältnisse, in denen die Pflanzenteile auf Kohlestücken verräuchert wurden, um z. B. Räume zu klären. Für uns gibt es heutzutage ein breites Angebot an verschiedenen Räuchergefäßen, die speziell hierfür ausgelegt sind. Um diese traditionelle Form des Räucherns zu nutzen benötigt man folgende Utensilien:

- ein feuerfestes Räuchergefäß
- Räucherkohle
- ein Zängchen zum Halten der Kohle

- Sand (entweder im Baumarkt oder in Fachgeschäften für Räucherzubehör erhältlich; kein Vogelsand, dieser kann chemische Zusatzstoffe enthalten!)
- einen Mörser zum Zerkleinern der Harze
- eine Feder zum Fächeln
- ein Feuerzeug oder Streichhölzer, ggfs. eine Kerze

Das Räuchergefäß wird zur Hälfte oder etwas mehr mit Sand gefüllt. Anschließend hält man die Räucherkohle mit einer Zange über das Feuerzeug, ein Streichholz oder über eine Kerze. Ich stelle die Kohle dann immer auf die Kante in den Sand, damit sie zum Durchglühen genügend Luft bekommt. Wenn die Kohle außen weiß, also aschig, aussieht, wird sie flach auf den Sand gelegt und kann mit Räucherwerk belegt werden. Harze entfalten sich meist durch eine starke Rauchentwicklung, deshalb beginnt man am besten mit einem ganz kleinen Harzstück. Mit der Feder lässt sich der Rauch gleichmäßig im Zimmer verteilen. Nach dem Räuchern sollte man für frische Luft sorgen – und gleichzeitig die verbrauchten Energien nach draußen entlassen.
Achtung: fast alle Gebäude besitzen mittlerweile Rauchmelder. Wenn ich räuchere montiere ich diesen ggfs. lieber ab, bevor ich mich beim Räuchern durch einen schrillen Warnton aus der Ruhe bringen lasse. Und nach dem Räuchern bringe ich den Rauchmelder natürlich wieder gewissenhaft an.
Noch ein Hinweis zum Schluss: immer nur absolut trockenes Harz zum Räuchern verwenden! Dies gilt selbstverständlich auch für alle anderen Pflanzenteile beim Räuchern.

Heimische Harze

Wie bereits im Kapitel ›Heilsam – eine Salbe mit Geschichte‹ erwähnt haben die heimischen Baumarten Fichte, Kiefer, Lärche und Tanne eine heilkräftige Wirkung auf Körper und Seele. Sie unterstützen unser Immunsystem, helfen bei Erkältungskrankheiten und wirken beruhigend. Die verschiedenen Baumarten haben jedoch auch unterschiedliche Prägungen und können je nach Bedarf für körperliche und emotionale Befindlichkeiten eingesetzt werden. Ihr erhaltet nachfolgend eine kurze Zusammenfassung der vier bekanntesten und am weitesten verbreiteten Zapfenträger. Selbstverständlich besitzen diese Bäume noch weitaus mehr Heilkräfte und lassen sich für weitere Themen einsetzen. Die folgende Zusammenstellung ist lediglich eine Auflistung der für mich maßgeblichsten Anwendungsgebiete.

Gewöhnliche Fichte

Picea abies

reinigend, desinfizierend, belebend, befreiend, kräftigend, stärkend, schlaffördernd

klärt den Geist, fördert Konzentration und Aufrichtigkeit, zentriert, stärkt die innere Mitte

eignet sich unter anderem für Ahnen- und Schutzräucherungen

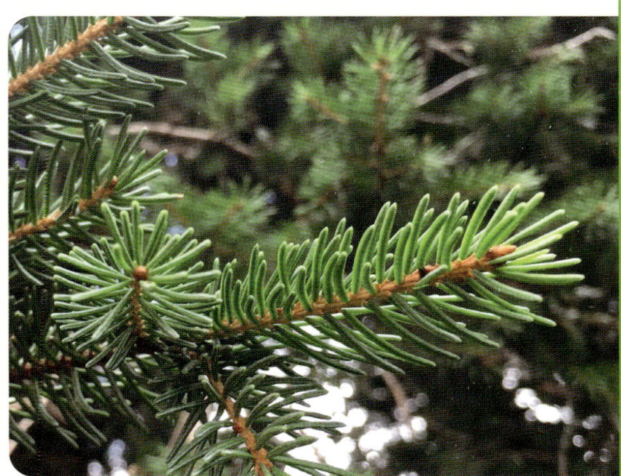

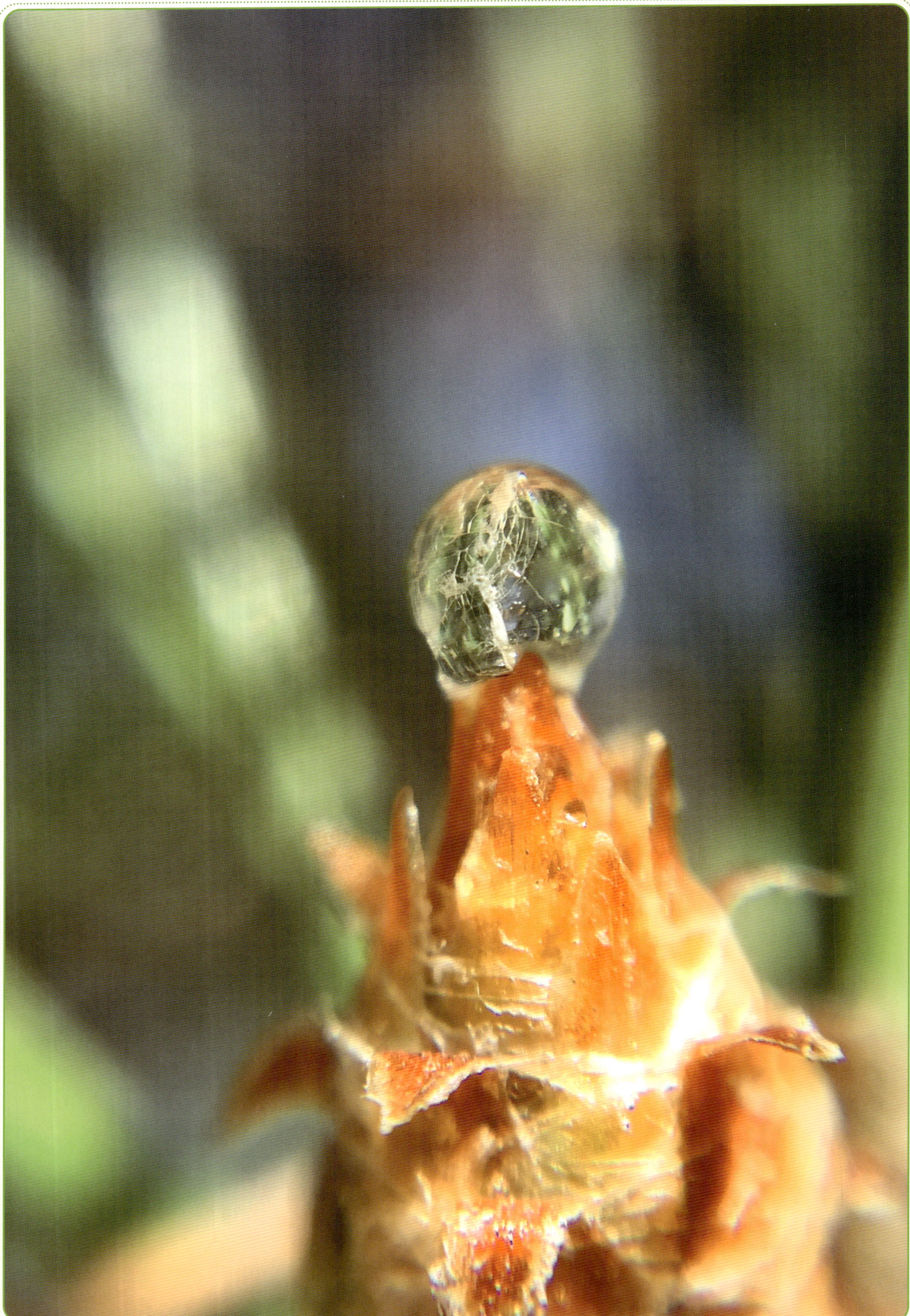

Waldkiefer
Pinus sylvestris

desinfizierend, beruhigend, entspannend, befreiend, nervenstärkend, unterstützt Genesung

bringt Licht und Freude, fördert Durchsetzungsvermögen und Ausdauer, hilft bei (Ver)Spannungen

löst Flüche und Verwünschungen, unterstützt energetische Reinigung von Räumen

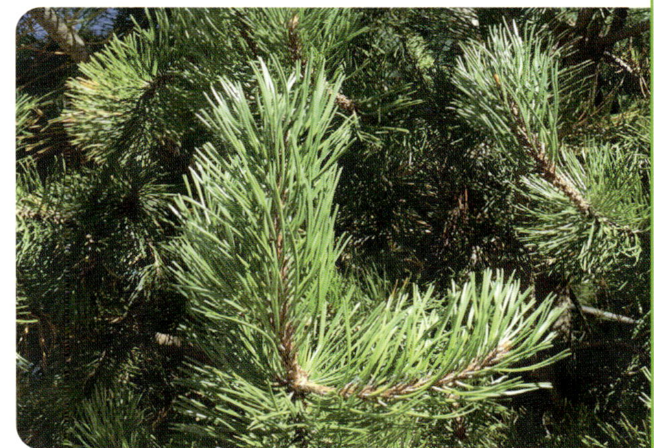

Europäische Lärche
Larix decidua

reinigend, stärkend, aufrichtend, desinfizierend, lösend

unterstützt bei Streitigkeiten und Verstrickungen, hilft beim Loslassen, zeigt neue Wege, fördert Mut

fördert den Zugang zu Elementaren Wesenheiten (Naturgeistern), löst gestaute Energien in Räumen

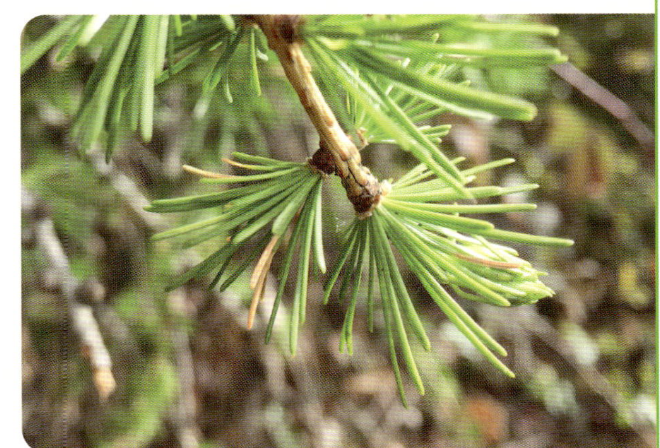

Weißtanne
Abies alba

stärkend, kräftigend, belebend, aufrichtend, befreiend, reinigend

wirkt stimmungsaufhellend, fördert die Lebensfreude, stärkt das emotionale Gleichgewicht

meditationsfördernd, stärkt die Selbstliebe und die Harmonie

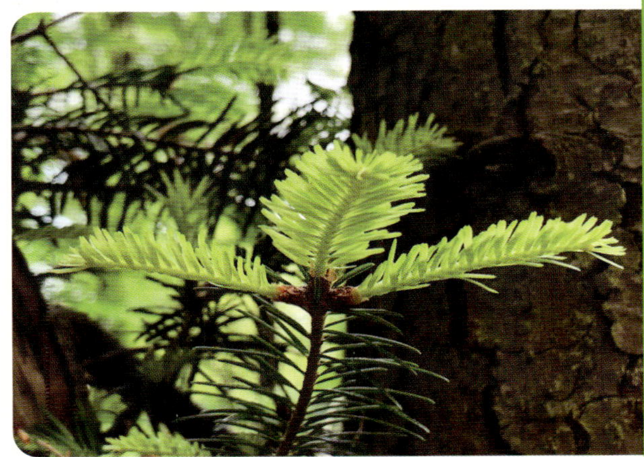

Linde – Botschafterin der Liebe

Immer, wenn ich mit Naturfreunden bei meinen Baum-Führungen vor Linden stehe, kommt eine besondere Stimmung auf. Dass ein Baum Tausende von Blättern in Form von Herzen trägt ist einfach etwas Besonderes!
Ihre königliche Erscheinung und ihr sanftes Gemüt lassen den Besuch einer Linde zu einem besonderen Erlebnis werden. Sanftes Gemüt? Wenn Ihr Euch nun wundert, warum ich bei einem Baum ein menschliches Attribut verwende, so hat dies einen speziellen Grund. Spätestens seit den Büchern von Clemens G. Array, Maximilian Moser und Erwin Thoma sind Menschen, welche den direkten Kontakt zu Bäumen suchen und hierbei wundervolle und heilsame Erfahrungen machen, nicht mehr nur ›esoterische Spinner‹, sondern Wissende, welche bewusst die Unterstützung und Heilung in der Natur suchen.

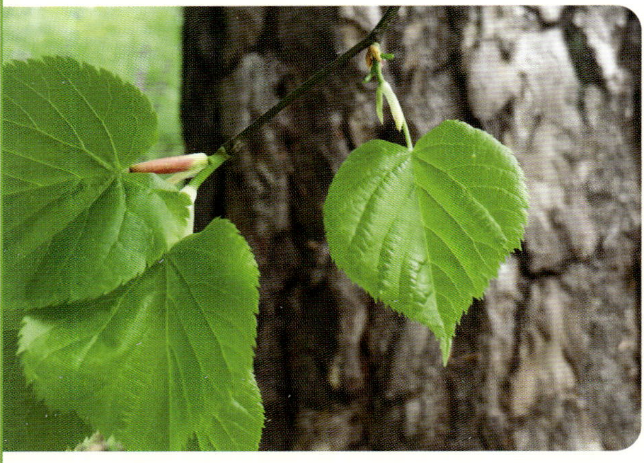

Wenn früher in einer Familie ein Stammhalter geboren wurde, war es erstaunlicherweise nicht die ›männliche‹ Eiche, welche angepflanzt wurde, sondern die ›weibliche‹ Linde. Denn die Linde symbolisierte die Mutter Erde, die Weiblichkeit und den Ursprung allen Seins.

Interessanterweise wussten unsere Vorfahren bereits um die Heilwirkung der Bäume und nutzen Blätter, Blüten, Samen, Rinde und Harze für allerlei Anwendungen. Bei der Linde finden wir eine ganze Palette an Möglichkeiten, wie sie – vor allem durch ihre Blüten – unseren Körper unterstützen kann: Erkältungen, Appetitlosigkeit, Sodbrennen, Darm- und Blasenentzündungen, Rheuma, Bluthochdruck, Ödeme, Kopfschmerzen und Schlaflosigkeit, um nur einige zu nennen. Meine Großmutter behalf sich auf ihre Art und Weise, wenn ihre Augen entzündet oder einfach müde waren: sie nahm ein Tuch, welches mit Lindenblütentee getränkt war, und legte es sich auf die Augen. Nach einer halben Stunde war sie erfrischt und mit klarem Blick wieder auf den Beinen. Dass die Linde auch unter den verschiedenen Baumarten eine besondere Stellung einnimmt zeigt sich ebenfalls in mannigfacher Weise: sie kann bis zu 1000 Jahre alt werden, denn sie kann neue Innenwurzeln und somit eine neue, junge Krone bilden. Die Linde verjüngt sich also von innen heraus.

Die Germanen verehrten besonders stattliche, alte Lindenbäume in Verbindung mit ihrer Göttin Freya, die Göttin der Liebe und des Glücks. Diese Freyalinden wurden im Zuge der Christianisierung der Mutter Gottes, Maria, zugesprochen. So wurde aus den ursprünglichen Freyalinden die Marienlinden, welche im Volksmund oft auch heute noch so genannt werden. Und wenn man in noch frühere Zeit zurückblickt, kann man der Linde noch in anderer Form begegnen. So fand man an steinzeitlichen Pfahlbauten Lindenbast, welcher zum Hausbau genutzt wurde. Die Rinde wurde im frühen Sommer geschält, die weiche Innenseite abgetrennt und zu Büscheln gebunden. Dann legte man diese ins Wasser und wartete, bis sich der reine Bast ablöste. Dieser wurde getrocknet und dann weiterverarbeitet. Selbst Kleider wurden daraus hergestellt. Man findet das Wort Bast übrigens heute noch im täglichen Sprachgebrauch, nämlich in abgewandelter Form: ›Basteln‹, was früher vor allem im Zusammenhang mit ›schnüren‹ bzw. ›binden‹ verwendet wurde.
Heutzutage findet sich die Linde oft in Straßennamen wie ›Unter den Linden‹ und auch in Ortsnamen wieder: Lindau oder Lindenau. Und auch auf dem Tisch als Salatbeigabe ist sie immer öfter zu sehen, denn ihre Blätter haben einen sehr feinen Geschmack, und sind natürlich vor allem im Frühling eine wahre Delikatesse. Wie heißt es so schön: Liebe geht durch den Magen.
Auf welchen Baum kann dies besser zutreffen als auf die Botschafterin der Liebe?!

Die Eberesche – ein Hauch von Magie

Die Eberesche ist ein eher zierlicher, schlanker Baum, der im wilden Dickicht des Waldes leicht übersehen wird. Wenn dann im Herbst die kleinen, orange-roten Früchte der Eberesche im Grün des Waldes leuchten, wird sie von vielen erst bewusst wahrgenommen. Beim Stöbern in Büchern und alten Niederschriften ist sie jedoch so präsent und gewichtig wie die Eiche. Die Eiche wurde bei den Germanen aufgrund ihrer Kraft und Stärke dem besonders mächtigen Gewittergott Thor, auch Donar, zugesprochen.
Das gleiche Prädikat erhielt die Eberesche. Denn in der Göttersage Edda wird berichtet, dass die Eberesche Thor das Leben rettete. Thor stürzte während einer Jagd in einen Fluss und konnte mit letzter Kraft einen Zweig fassen, welcher ihn vor dem Ertrinken rettete. Es war ein Ebereschenzweig, und so erlangte sie großen Ruhm. Zu Recht, denn ihr Holz ist elastisch und zugleich von starkem Wuchs.

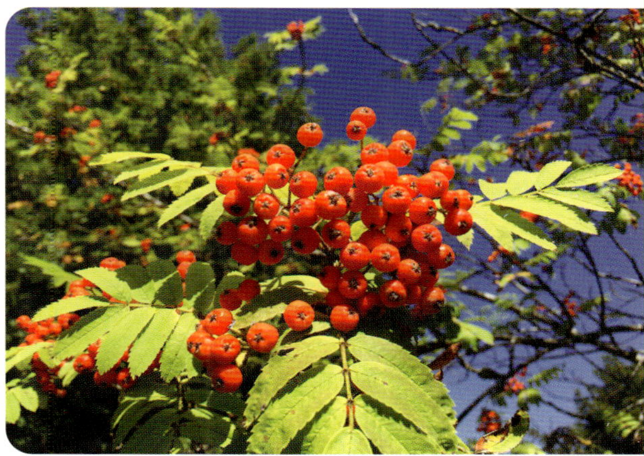

In der griechischen Mythologie kämpfte ein Adler gegen Dämonen, um ein kostbares Trinkgefäß von Göttervater Zeus wieder zu erlangen. Bei diesem Kampf verlor der Adler einen Tropfen Blut, der auf die Erde niederfiel. Aus diesem Tropfen wuchs die Eberesche. Noch heute ist die Farbe des Blutes in ihren Früchten wieder zu finden, und ihre gefiederten Blätter ähneln den Federn des Adlers.
Ihr Name ruft immer wieder Verwunderung und Verwirrung hervor. Was hat der Eber mit diesem Baum zu tun? Überhaupt nichts! Denn das Wort ›Eber‹ entstammt dem Wort ›Aber‹ und bedeutet soviel wie ›anders‹ oder auch ›falsch‹. Wir finden dieses ›Aber‹ auch in Aberglauben, das ist also der andere oder falsche Glaube. So ist die Eberesche die falsche Esche, denn nur ihre Blattform bzw. Blattanordnung ähneln sich. Die richtige Esche ist ansonsten eine ganz andere Baumart, gehört zu den Ölbaumgewächsen, und wird auch deutlich größer als die Eberesche. Die Eberesche wiederum ist mit dem Apfelbaum verwandt und gehört zur großen Familie der Rosengewächse. Wenn man ihre Beerenfrüchte genau betrachtet erkennt man die Form eines Miniaturapfels!
Volkstümlich wird die Eberesche als Vogelbeere bezeichnet. Dieser Name verrät sofort, wie die Vögel zu ihr stehen: sie lieben diese Früchte. Man sagt, dass die Singvögel sie besonders genießen. Anscheinend sollen sie nach dem Genuss von Vogelbeeren ausgesprochen lang und schön singen.
Interessanterweise werden die Vogelbeeren auch in der Volksheilkunde dementsprechend genutzt. Es heißt, dass Sänger und Redner die Früchte zu sich nehmen sollen, um die Stimmbänder geschmeidig zu halten. Die Beeren kommen immer wieder in Verruf, sie seien giftig und dürfen auf keinen Fall gegessen werden. Eher das Gegenteil ist der Fall: die Beeren sind reich an Vitamin C und Vitamin A sowie wertvollen sekundären Pflanzenstoffen. In rohem Zustand besitzen sie allerdings viel Parasorbinsäure, welche abführend wirkt. Deshalb sollte man die Beeren erhitzen. Danach können sie unbedenklich gegessen bzw. als Tee getrunken werden.
So anspruchslos die Eberesche von ihrem Wesen her ist – denn sie hat keine besonderen Anforderungen an den Boden – so anspruchsvoll ist ihr Bezug zu anderen Waldbewohnern: ob Rehe, Hirsche, Füchse, Vögel, Schmetterlinge, Käfer und andere Insekten – die Eberesche ist eine beliebte Nahrungsquelle in der Tierwelt und ein wichtiger Partner im Gemeinschaftsgefüge Wald.
Wie also kommt es, dass ihr so wenig Beachtung geschenkt wird? Vielleicht ist dies einfach ein allgemeines Phänomen. Ich frage mich nämlich immer wieder, warum es mir nur ab und zu gelingt, die Umwelt bewusst wahrzunehmen und in ihr all die wundersamen Dinge zu sehen bzw. zu erkennen!

Noch weitere wundersame Geschichten gibt es von der Eberesche zu berichten. Ihre getrockneten Früchte, in einem Beutel am Körper getragen, sollen Schutz und Glück bringen. Ebereschenzweige aneinander geschlagen vertreiben angeblich böse Geister von Haus und Hof.

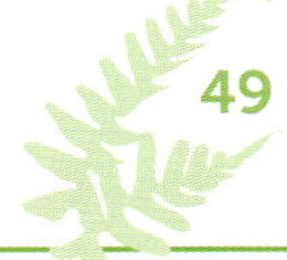

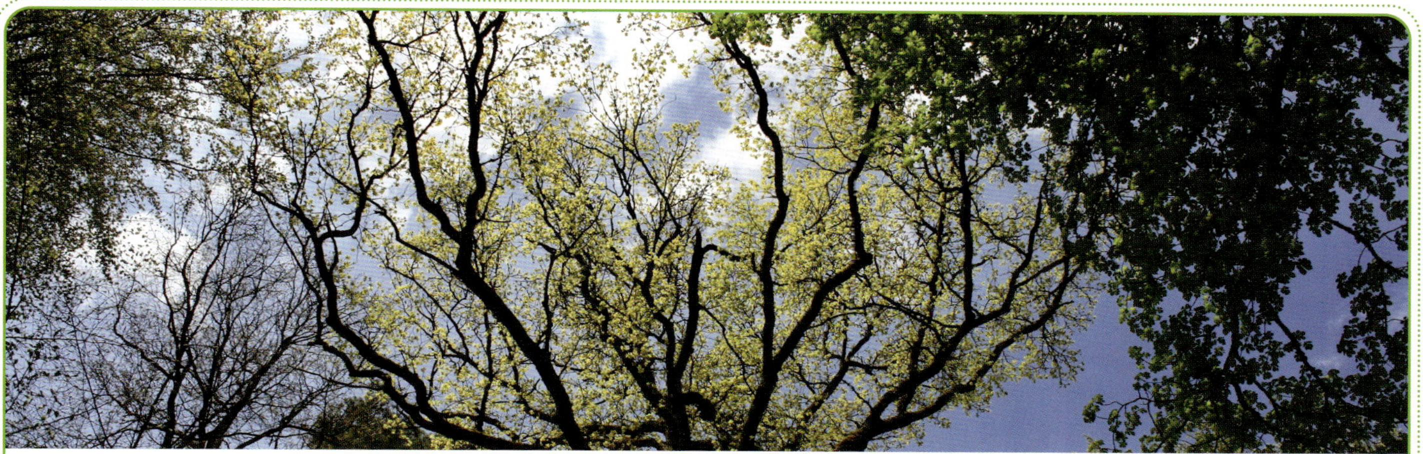

Neunerlei Hölzer – Mythos und Magie

Es mutet vielleicht verwunderlich an, den Geschichten über Neunerlei Hölzer zu lauschen Von der 9 als eine magische Zahl ist hier die Rede. Von Hölzern, die Geister bannen, Krankheiten vertreiben und Glück ins Leben bringen sollen. Von dieser Magie infiziert machte ich mich auf die Suche, mehr über die Neunerlei Hölzer zu erfahren!

Zu welchen Zeiten man Neunerlei Hölzer nutzte

Es wird von verschiedenen Bräuchen berichtet, bei welchen diese Hölzer eingesetzt wurden, wie z. B. bei einem der wichtigsten Jahreskreisfeste der Kelten: Beltane, welches als Mondfest um den 1. Mai herum gefeiert wurde. Der genaue Zeitpunkt richtete sich nach dem Vollmond. Für die Kelten war Beltane der Beginn ihres Jahreskreises, die Zeit der Fruchtbarkeit und beginnenden Fülle. Umso verständlicher, dass man sich aller Hilfen und Mittel bediente, um die Götter mit den Neunerlei Hölzern versöhnlich zu stimmen und böse Geister mit deren Hilfe zu bannen.

Eine beliebte Zeit, sich guter Energien und heilenden Kräften zu versichern, war auch die Zeit der Wintersonnwende und hiermit verbunden die Rauhnächte. Ich treffe immer wieder Menschen, die von ihrer Großmutter berichten, wie sie ›zwischen den Jahren‹ mit einem Büschel kraftvoller Kräuter oder den Neunerlei Hölzern durch Haus und Ställe ging, um Krankheiten zu vertreiben und den Segen für Bewohner und Tiere für das kommende Jahr zu erbitten.

Aber auch in Notsituationen wurde auf Neunerlei Hölzer zurückgegriffen. Wenn z. B. Viehseuchen, Dürren oder Unwetter drohten wurde ein Notfeuer entfacht, welches u. a. Neunerlei Hölzer enthielt. Mit den Flammen des Notfeuers wurden dann alle Herdfeuer der umliegenden Höfe neu entfacht, um Schutz bzw. Hilfe durch dieses besondere, gesegnete Feuer zu erhalten.

Ein weiterer Brauch war, die Hölzer rund um den Hof in die Erde zu stecken, um sich gegen äußere, störende oder bedrohliche Einflüsse zu schützen. Dies konnten Krankheiten, Diebe oder auch Verhexungen sein.

Diese Baumarten kommen für Neunerlei Hölzer in Frage

Die Frage, die sich natürlich stellt, ist, welche Bäume als Spender für das Neunerlei Holz in Frage kommen. Oft werden Kirsche, Apfel, Birne, Weide, Linde, Tanne, Kiefer und Eiche genannt. Aber auch Erle, Buche, Eibe, Wacholder, Hasel und Weißdorn waren und sind beliebte Neunerlei Hölzer-Lieferanten.
Was mich besonders fasziniert sind Hinweise, dass für bestimmte Themen nur Hölzer genommen wurden, deren Namen nicht auf ›-baum‹ enden. Dazu muss man allerdings wissen, dass sich die Bezeichnung für Bäume im Laufe der Jahrhunderte teilweise verändert haben. So wurde der Apfelbaum im Mittelalter ›Affalter‹ genannt, hatte also keinen ›-baum‹ im Namen. Auch sind die Namen teilweise regional unterschiedlich.

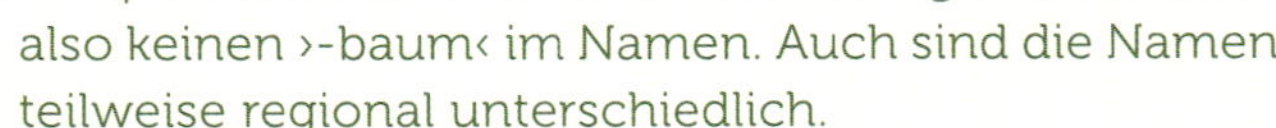

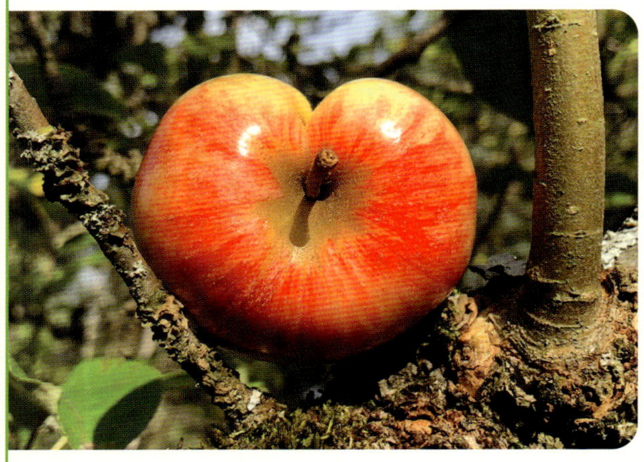

Uralt sind die mysthischen Geschichten , die sich um den Apfel ranken: er galt unter anderem als Symbol des Lebens, der Liebe und der Fruchtbarkeit.

Ich möchte diese Regel nicht prinzipiell in Frage stellen, aber trotzdem den Impuls geben darüber nachzudenken, inwieweit man ihr tatsächlich folgen möchte.

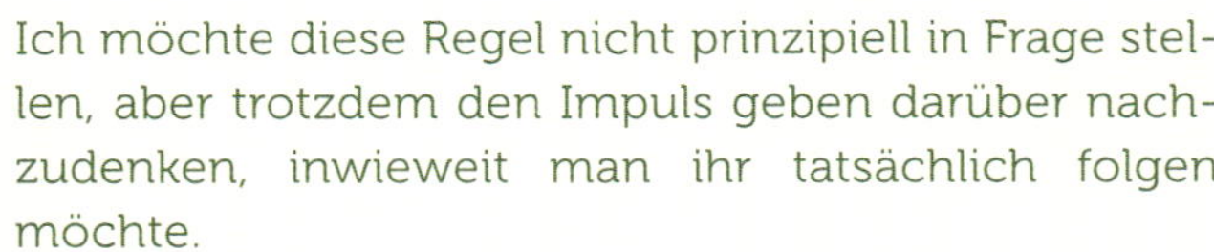

Ich kann mich mit vielen überlieferten Riten und Bräuchen identifizieren, prüfe jedoch immer wieder für mich nach, ob sich dies richtig und stimmig anfühlt. Bei den Neunerlei Hölzern merke ich, dass ich die Bäume wähle, welche für mich in die jeweilige Lebenssituation passen und mich ansprechen.

Frisches oder altes Holz

Zum Nachdenken stimmte mich während meiner Recherche auch, dass totes Holz gesammelt wurde. Sicherlich, wenn man gleich damit räuchern möchte, ist man auf wirklich gut durchgetrocknetes Holz angewiesen.

Aber wenn man nun kleine Zweige für spätere Gelegenheiten abbricht – diese also zu Hause in Ruhe trocknen lassen kann – fühlt sich für mich das frisch geerntete Holz viel kraftvoller an. Denn wenn man mit Bedacht und Achtsamkeit um ein kleines Stückchen eines Astes direkt von dem jeweiligen Baum bittet, zu dem eine innige Verbindung besteht, ist die Dankbarkeit und Liebe zu den lebendigen Waldwesen für mich fühl- und greifbarer und gibt meinem persönlich gesammelten Bündel Neunerlei Holz eine ganz besondere Kraft und Magie.

Neunerlei Hölzer und die Numerologie

Was mich bei diesem Thema weiterhin fasziniert ist die magische Zahl 9 der Hölzer, die ›3 mal 3‹: Die Druiden, die Waldweisen – man kann sie als Schamanen der Kelten bezeichnen – mussten 3 mal 7 Jahre lernen, um volles Wissen und Weisheit und damit auch die Fähigkeit zum Heiler zu erlangen. Durch magische Techniken, Rituale und Zauberworte – die ebenfalls dreimal gesprochen wurden – konnte der erfahrene Druide mit dem Geist der Pflanze sprechen und sie um Hilfe bitten. Noch heute gibt es die Regel, 3 mal am Tag einen heilenden Kräutertee zu trinken. Auch dieses Ritual geht auf die Kelten zurück.
In der keltischen Mythologie findet sich immer wieder die magische Zahl 3. Es wird von ›Vergangenheit, Gegenwart und Zukunft‹, von ›Geburt, Leben und Tod‹, von ›Körper, Geist und Seele‹ oder auch von ›Mutter, Vater und Kind‹ gesprochen. Die 3 finden wir aber auch im Christentum, als Dreifaltigkeit, nämlich Vater, Sohn und der Heilige Geist.

Ich weiß noch, wie ich als Kind oftmals Übungen oder spielerische Rituale ausführte und darauf achtete, dass ich diese entweder dreimal oder neunmal durchführen konnte. Heute ahne ich, dass da eine alte Seite, eine innige Verbundenheit zu unseren Vorfahren, den Kelten, anklang.
Die 9 repräsentiert die Vollkommenheit und das Mysterium, Vollendung, Erfüllung, Anfang und Ende, das Ganze, das irdische Paradies. Die Zahl 9 ist die Zahl der Weisheit und verkörpert gleichfalls eine Zeit der Besinnung.

Wann Neunerlei Hölzer gesammelt werden

Die Zeit, zu welcher ich bevorzugt die Neunerlei Hölzer sammle, ist Mai bis Oktober. Die Bäume haben im Mai bereits Kraft getankt, sind aber nicht mehr so verletzlich wie im April, denn im April ziehen sie viel Wasser. Außerdem ist die Bestimmung von Bäumen von Frühjahr bis Herbst einfacher.
Neunerlei Hölzer zu sammeln ist für mich etwas ganz Besonderes, ein bisschen so, als würde ich auf den alten Pfaden unserer Vorfahren wandern und mich mit der Natur, mit all ihren Wesen und Wesenheiten, verbinden – und dadurch auch mit mir selbst!

Wie man Neunerlei Hölzer noch nutzen kann

Neunerlei Hölzer ins Feuer zu legen oder sie auf Kohle zu verräuchern ist eine der vielen Möglichkeiten, wie man der Kraft und Magie des Holzes nutzen kann. Ich möchte hier ein paar weitere Beispiel nennen, um einen kleinen Impuls zu geben, Neunerlei Hölzer auch noch in anderer Form einzusetzen:
Man kann die Hölzer in Stücke schneiden und diese 20 bis 30 Minuten in einem Topf mit Wasser auskochen. Anschließend lässt sich der daraus gewonnene Sud z. B. für ein Fuß- oder Vollbad nutzen, um den Körper, und auch den Energiekörper, von Altlasten zu befreien. Eine weitere Möglichkeit ist, diesen Sud im Kühlschrank aufzubewahren und täglich, dann allerdings zur Hälfte mit klarem Wasser verdünnt, eine Tasse zu trinken. Dieser Trank stärkt Körper, Geist und Seele! Es muss selbstverständlich darauf geachtet werden, dass keine Ästchen von giftigen Bäumen, wie z. B. der Eibe, enthalten sind.
Die Hölzern lassen sich auch z. B. mit einem leistungsstarken Mixer zu einem wundervollen Pulver verarbeiten. Das Pulver kann dann u. a. in Salben mit eingerührt werden. Oder – das wäre eine typische Variante für mich – man gibt einen Teelöffel dieses Pulvers in den Grünen Smoothie. Dies wäre ein Smoothie für besondere Gelegenheiten, wie z. B. zu einem Geburtstag.
Wie man sieht sind der Verarbeitungsmöglichkeiten keine Grenzen gesetzt, denn meine Ausführungen sind nur ein kleiner Einblick in die vielfältigen Anwendungsformen für Neunerlei Hölzer.

Ich wünsche Euch viel Spaß bei Euren persönlichen Erfahrungen mit den verschiedenen Baumwesen und viel Freude beim Sammeln, Verarbeiten und Genießen der Neunerlei Hölzer.

Beispiel für ein Bündel Neunerlei Hölzer

Auf den nachfolgenden drei Seiten habe ich Euch als Beispiel mein gesammeltes Bündel Neunerlei Hölzer von letztem Jahr aufgeführt. Zu den einzelnen Baumarten findet Ihr Hinweise auf die körperliche, emotionale sowie spirituelle Wirkung.

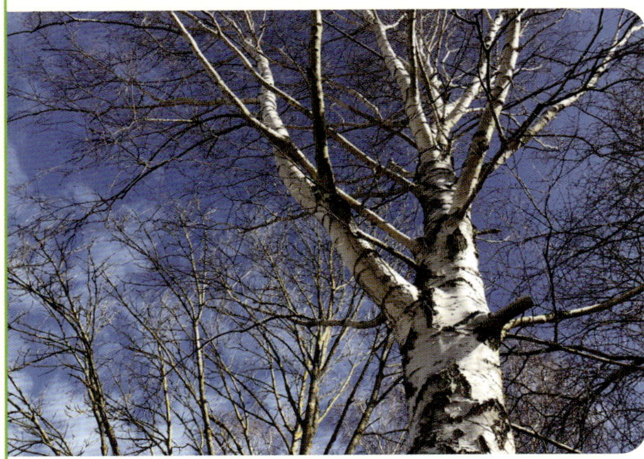

Birke - Betula pendula
Familie der Birkengewächse

körperliche Wirkung:
wassertreibend, entzündungswidrig, tonisierend

emotionale Wirkung:
belebend, aber auch entspannend und beruhigend, bringt Fröhlichkeit und Leichtigkeit

spirituelle Anwendung:
schützt Haus und Hof gegen äußere Einflüsse, verhilft zu Gerechtigkeit

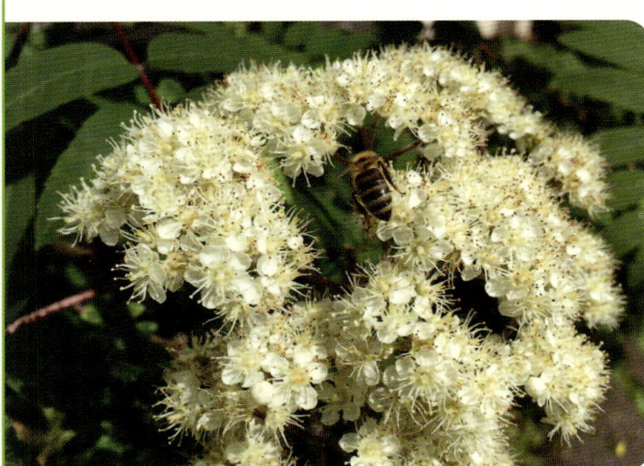

Eberesche - Sorbus aucuparia
Familie der Rosengewächse

körperliche Wirkung:
wassertreibend, hustenreizmildernd, verdauungsfördernd, antirheumatisch, blutreinigend

emotionale Wirkung:
macht unternehmungslustig, beschwingt

spirituelle Anwendung:
löst Verbitterung, gibt Schutz und fördert Visionen, zeigt Kraftorte an

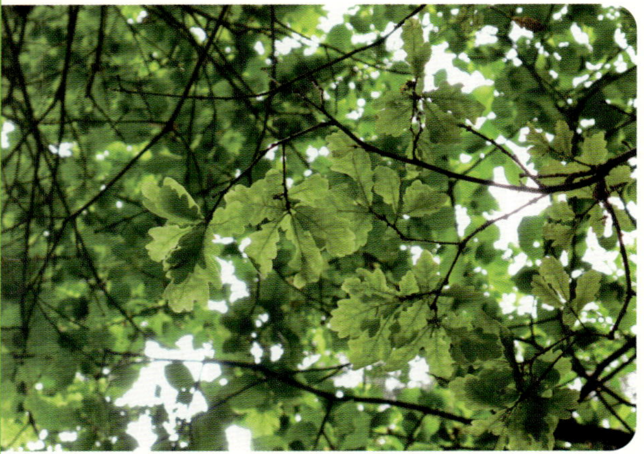

Eiche - Quercus robur
Familie der Buchengewächse

körperliche Wirkung:
zusammenziehend, entzündungshemmend, keimtötend, gewebefestigend, schweißhemmend

emotionale Wirkung:
fördert die Durchsetzungskraft und Ausdauer

spirituelle Anwendung:
verbindet Körper und Seele, stärkt die Verbindung zu Ahnen

Erle - Alnus glutinosa
Familie der Birkengewächse

körperliche Wirkung:
zusammenziehend, fiebersenkend, kühlend, schmerzstillend, leicht abführend

emotionale Wirkung:
hilft bei Müdigkeit und Niedergeschlagenheit, bringt Frische und Munterkeit

spirituelle Anwendung:
reinigt Gebäude und auch Energiekörper

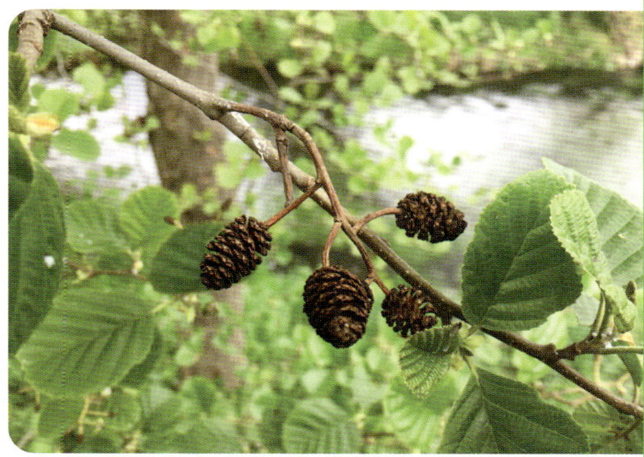

Esche - Fraxinus excelsior
Familie der Ölbaumgewächse

körperliche Wirkung:
harntreibend, abführend, blutreinigend, antirheumatisch, schmerzstillend, fiebersenkend

emotionale Wirkung:
belebt und stärkt, bringt Licht und Wärme

spirituelle Anwendung:
fördert die Aufrichtigkeit und Kreativität, löst Energiestau

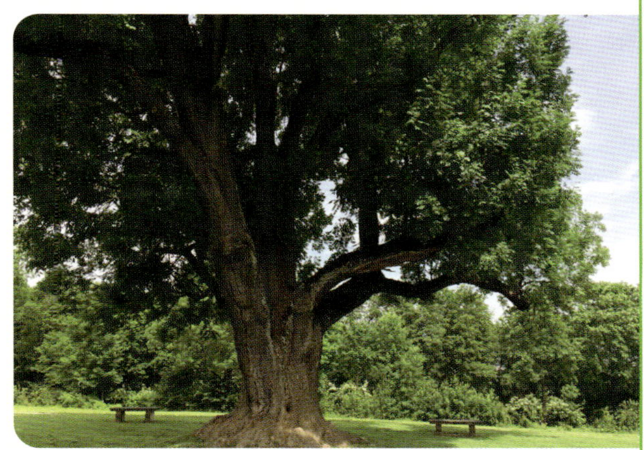

Hasel - Corylus avellana
Familie der Birkengewächse

körperliche Wirkung:
gewebefestigend, gefäßverengend, blutstillend, schweißtreibend, fiebersenkend, beruhigend

emotionale Wirkung:
macht fröhlich und beschwingt

spirituelle Anwendung:
fördert die Friedfertigkeit, gleichzeitig auch die Beweglichkeit

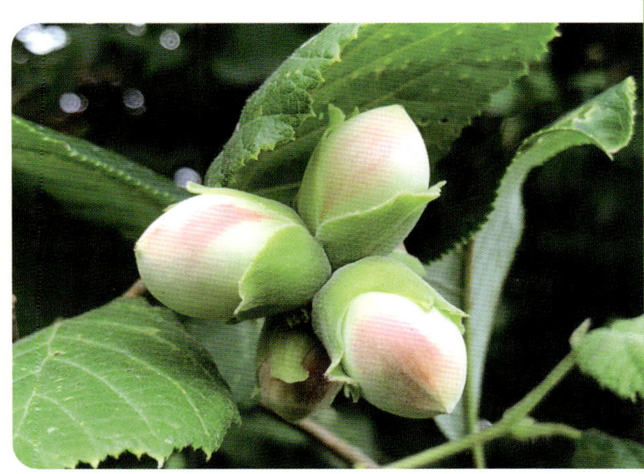

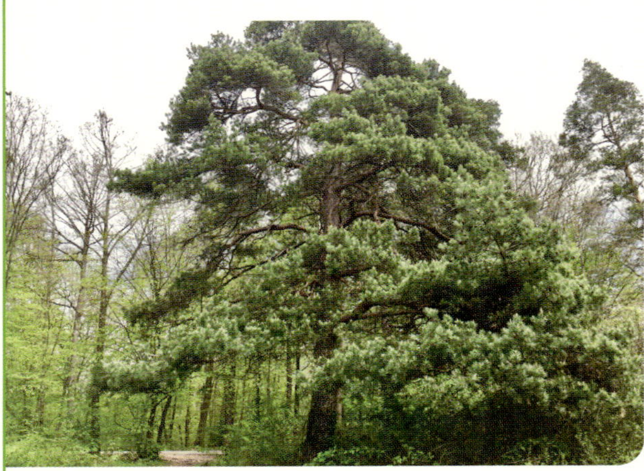

Kiefer - Pinus sylvestris
Familie der Kieferngewächse

körperliche Wirkung:
schleimlösend, hustenreizmildernd, durchblutungsfördernd, keimtötend, nervenstärkend, schmerzstillend, (nicht in der Schwangerschaft anwenden)

emotionale Wirkung:
beruhigt und entspannt, zentriert

spirituelle Anwendung:
stärkt die Nerven, man nimmt Herausforderungen an

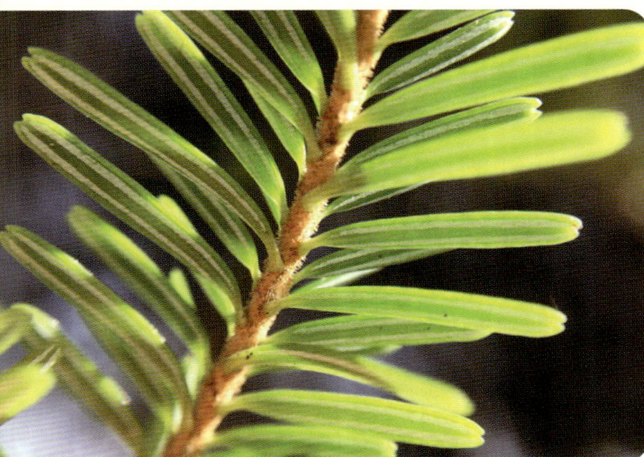

Tanne - Abies alba
Familie der Kieferngewächse

körperliche Wirkung:
herzstärkend, schmerzstillend, nervenstärkend, beruhigend (nicht in der Schwangerschaft anwenden)

emotionale Wirkung:
herzöffnend und befreiend

spirituelle Anwendung:
erdend, harmonisiert Raumschwingungen, erleichtert die Meditation

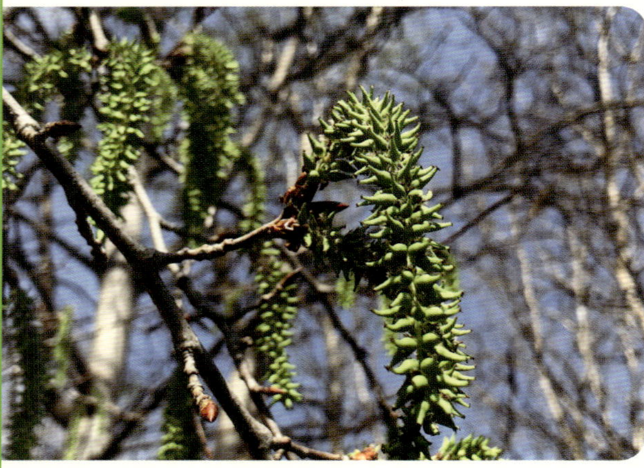

Zitterpappel - Populus tremula
Familie der Weidengewächse

körperliche Wirkung:
entzündungshemmend, schmerzstillend, antibakteriell, blutstillend, fiebersenkend, tonisierend

emotionale Wirkung:
fördert das Mitgefühl, befreit von Angst

spirituelle Anwendung:
hilft bei Alpträumen, löst Illusionen und beruhigt die Gedanken

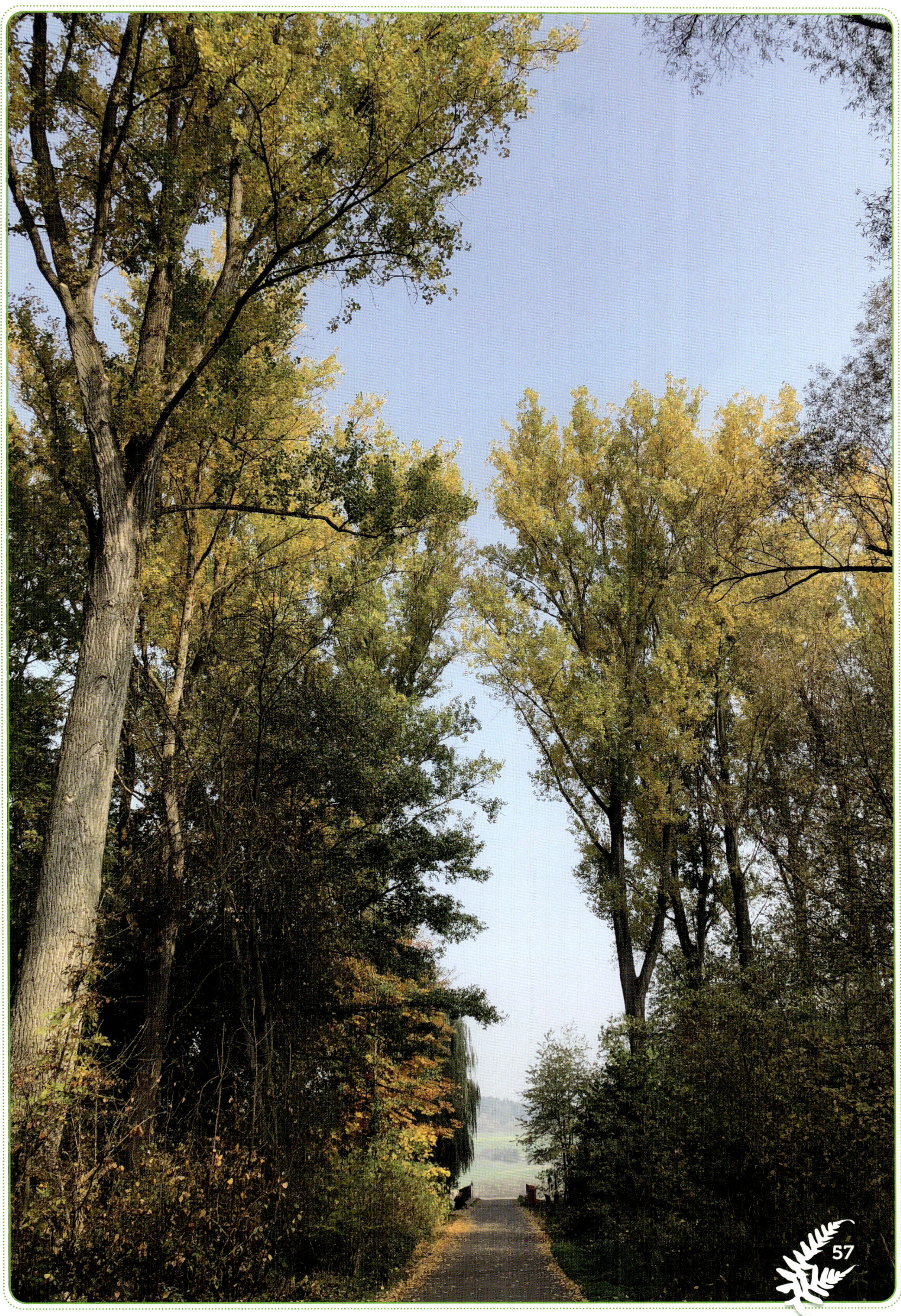

Die Farben der Erle

Immer wieder faszinierend, wie vielfältig und abwechslungsreich unsere Natur ist! Für uns ist es doch normal, dass Bäume im Herbst einen bunten Reigen an verschiedenen Farben zeigen: die Blätter verfärben sich in Rot-, Gelb- und Brauntöne, um dann zu einem bestimmten Moment 'gen Boden zu schweben.
›Aber warum das tun, was andere machen!‹ denkt sich die Schwarz-Erle. Ich behalte lieber meine Blätter in sattem Grün und lasse sie dann auch so zu Boden fallen. Ein Witz? Nein, weit gefehlt. Denn die Erle geht hier tatsächlich ihren eigenen Weg. Im Reich der Pflanzen gibt es eben immer wieder wundersame Dinge zu entdecken.

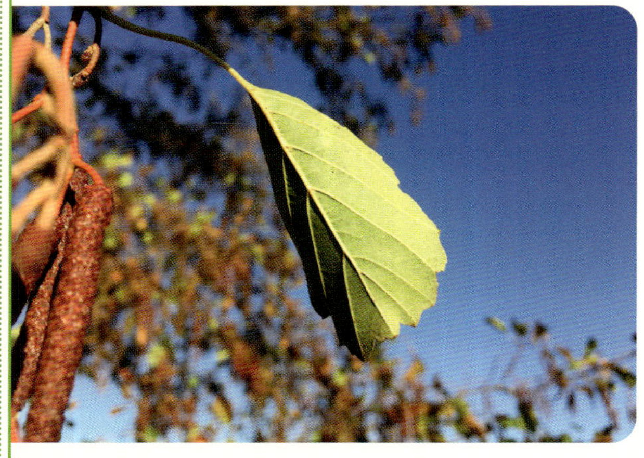

Erlen bilden an ihren Wurzeln Knöllchen aus. Diese Knöllchen entstehen durch Bakterien, welche mit dem Baum eine Symbiose eingehen: die Bakterien bereiten die im Boden vorhandenen Stickstoffverbindungen so auf, dass die Erle diese verarbeiten kann.

Die Bakterien bekommen als Dankeschön Kohlenstoffverbindungen, man könnte sie auch umgangssprachlich als ›Zuckerl‹ bezeichnen.
Durch die Knöllchen können die Erlen auch an nährstoffarmen Orten prächtig gedeihen und es sich somit leisten, die Blätter tatsächlich noch grün fallen lassen.

Welch' unterschiedliche Emotionen die Schwarz-Erle in den Menschen hervorruft zeigen die verschiedensten Auslegungen ihrer Kraft: im alten Volksglauben wurde u. a. erzählt, dass durch die Erle der Zugang zur Feenwelt möglich sei. Dies steht im krassen Gegensatz zur christlichen Mythologie, in welcher man in der Erle das Böse, den Teufel, sah.

Fachkundige könnten nun einwerfen, dass Symbiosen mit Bakterien oder Pilzen auch durch andere Bäume eingegangen werden, diese aber trotzdem ihre Blätter nicht grün abwerfen. Vielleicht sollten wir deshalb den rein wissenschaftlichen Boden verlassen und uns das Wesen der Erle genauer anschauen!
Die Erle hat seit jeher einen speziellen, oft schlechten Ruf, da sie – wenn sie gefällt wird – blutet: Das heißt, das Holz färbt sich rot. Bei den Germanen war die Farbe Rot ein Zeichen von Auseinandersetzung, Krieg, Gewalt, und auch des Todes. Später im christlichen Mittelalter wurde rot mit den Hexen und dem Teufel, dem Bösen schlechthin, in Verbindung gebracht.

Rot ist aber auch ein Farbe der Wärme und der Kraft. An Wintertagen vertreibt das ›rötliche‹ Feuer die Kälte aus den Körpern, es beschert uns leckere Speisen und lädt zum geselligen Beisammensein ein. Mit dem Feuer können wir auch Altes, Belastendes symbolisch verbrennen. Wir machen dadurch Platz, öffnen uns neuen Gedanken und nehmen Herausforderungen bejahend an.
Genau dies vermag die Erle auch: sie lädt uns ein, einen Moment zu verweilen, in uns zu gehen und zu reflektieren. Wir können der Erle unsere Sorgen und Nöte anvertrauen, die sie liebevoll mit ihrer ihr innewohnenden roten Kraft verbrennt und die imaginäre Asche anschließend an das nahe gelegenen Wasser abgibt. Die Erle liebt die Nähe des Wassers, nicht zufällig, wie man sieht!
Das Grün der Blätter symbolisiert die Hoffnung, den Lebensmut. Außerdem wirkt grün entspannend und lässt uns regenerieren. Ein wunderbarer Ausgleich also zum Rot, welches eher aktiv und auch fordernd wirken kann.

Ich genieße es, gerade im Herbst, an Bächen und Flüssen entlang zu spazieren, berührt von den Erlen, die meinen Weg säumen, helfend ihre Zweige entgegenstrecken oder mich einfach mit ihrem Wesen verzaubern!

Pappel – Baum des Volkes

Unzählige, flinke und bewegliche Blätter, so präsentiert sich die Pappel – je nach Art in silbernen, grauen oder schwarzen Borkenkleid. Wie ich darauf komme, dass sie ein Baum des Volkes ist? Ihr botanischer Name Populus stammt aus dem Lateinischen und bedeutet Volk. Wenn man unter einer Pappel steht, wird einem schnell bewusst wie dies gemeint ist: ihre Blätter bewegen sich beim leisesten Windhauch und ein leises Flüstern ertönt, ein Meer von unzähligen Stimmen, die sich zu einem gemeinsamen Reigen vereinen. Unter einer Pappel ist man niemals alleine, es gibt immer etwas zu lauschen oder zu beobachten. Denn die langstieligen Blätter lassen mit immer neuen Bewegungen – ja beinahe Tanzformationen – keine Langeweile aufkommen.
Bei uns im Merklinger Ried zwischen Calw und Stuttgart sind gleich drei Vertreter der Pappelfamilie zuhause: die Schwarzpappel, die Grau- und die Zitterpappel. Alle drei lieben einen feuchten Boden, wobei sich die Graupappel gerne besonders nahe am Wasser aufhält. Dort weilt sie zwischen Weide und Erle direkt an der Uferböschung und schaut den Enten zu.

In der Heilkunde sind sich die Wasserbäume Pappel und Weide gar nicht so unähnlich: auch die Pappel wirkt entzündungshemmend, schmerzstillend und schleimlösend. Sowohl bei Pappel als auch der Weide wird die Rinde in der Heilkunde verwendet, bei der Pappel zusätzlich noch die frischen Knospen im Frühjahr.

Die Pappel übt auf mich schon lange eine große Faszination aus und ich begann vor einigen Jahren, mich intensiver mit ihr zu beschäftigen. Was mir als erstes auffiel war ihre Familienbande zur Weide. Und interessanterweise wird die Pappel auch in ähnlicher Weise in der Heilkunde auf körperlichen Ebene eingesetzt wie ihre Verwandte. Sie hilft bei Schmerzen, wirkt entzündungshemmend und schleimlösend.
Bekannt ist die Pappel vor allem durch die Salbe aus ihren Blattknospen. Diese Salbe ist eine der ältesten bekannten Rezepturen überhaupt und wird heute noch bei Haut- und Gelenkproblemen mit Erfolg eingesetzt. Die Knospen können auch als Tee verwendet werden, entweder zur Einnahme oder als Aufguss für ein Vollbad.

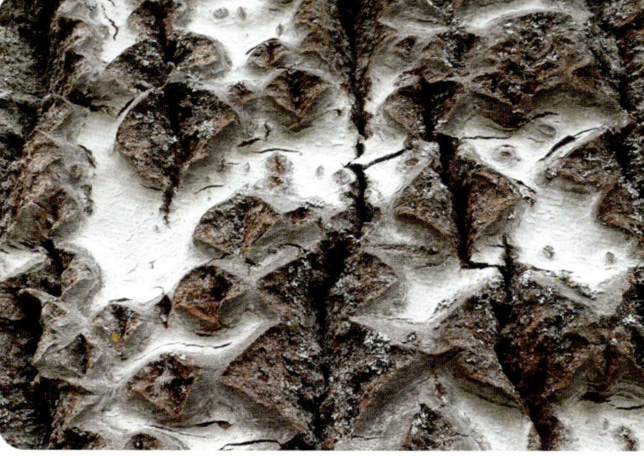

Was mich allerdings im Moment besonders fesselt ist die unterschiedliche Ausstrahlung von Zitter-, Grau- und Schwarzpappel. Die Zitterpappel z. B. fühlt sich für mich sehr leicht, beschwingt und unbeschwert an. Sie lässt mich die Sorgen des Alltags vergessen. Als würde sie sagen: ›Zittere‹ nicht innerlich, schüttel' die Sorgen von dir ab, so wie ich die Blätter schüttel' – mach' dich frei von Gedanken, die dich schwer und traurig machen! Da bekommt die Redewendung ›zittern wie Espenlaub‹ eine ganz andere Bedeutung. Die Espe ist einer der volkstümlichen Namen für die Zitterpappel.
Die Grau-Pappel hingegen hat eine etwas würdevollere Erscheinung als die Zitterpappel. Sie gibt mir Wärme und Zuversicht, stärkt mich körperlich und lässt mich Dinge zu Ende bringen. Sie hat etwas Vertrauensvolles, und trotz ihrer Präferenz zum Wasser kann ich mich in ihrer Nähe gut erden.
Anders bei der Schwarz-Pappel: sie ist mit ihren bis zu 30 Metern Wuchshöhe und ihrem geraden, massiven Stamm eine wahrhaft mächtige Erscheinung und scheint nach den Sternen zu greifen. Außerdem wirkt sie mit ihrer dunklen, stark gefurchten Rinde, fast unnahbar. Da ist eine Urkraft, der wir mit Respekt begegnen dürfen. Auch wir haben diese Kraft in uns. Einmal entdeckt und erlebt ist sie eine nahezu unerschöpfliche Quelle. Vielleicht ist es auch das, was mich so beeindruckt und gleichzeitig ehrfürchtig werden lässt.
Die Welt mit und nahe den Bäumen zu erleben ist immer wieder ein großes Abenteuer, die unendliche und faszinierende Geschichte des Lebens.

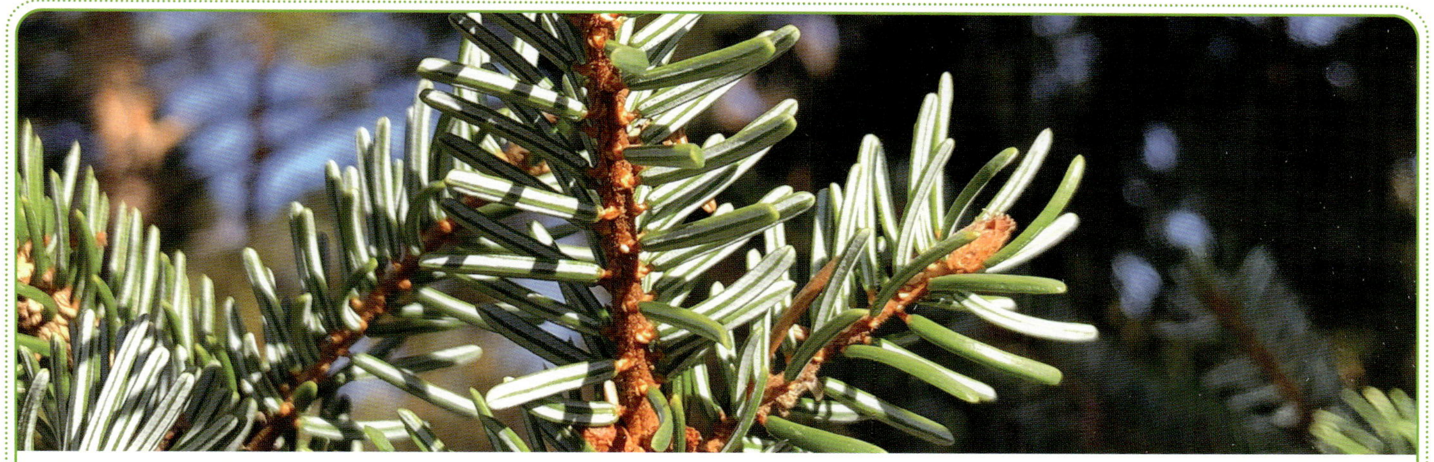

Was Pflanzen wissen

Wie sie sehen, riechen und sich erinnern – von Daniel Chamovitz

Als ich vor einigen Jahren das Buch von Daniel Chamovitz geschenkt bekam war ich so erstaunt und überwältigt, dass ich es gleich zweimal hintereinander lesen musste. Dieser außergewöhnliche Wissenschaftler mit amerikanisch-israelischer Staatsbürgerschaft hat bedeutende wissenschaftliche Ergebnisse u. a. in Genetik und Pflanzenbiologie errungen. Mit seinem Buch ›What a plant knows‹ hat er zahlreiche Auszeichnungen erhalten. Das Buch wurde in 20 Ländern veröffentlicht.
Im Nachfolgenden habe ich Euch einige der Kapitel zusammengefasst, um Euch einen Einblick in die neuesten wissenschaftlichen Erkenntnisse zu geben – was Pflanzen wissen. Das komplette Buch durchzulesen kann ich Euch wärmstens empfehlen!

Pflanzen können sehen

Eine Pflanze hat eine Gruppe von Genen, mit denen sie feststellen kann, ob sie sich im Licht oder im Dunkeln befindet. Nicht nur Pflanzen sondern auch Menschen und Tiere besitzen diese Gene, die die Reaktion auf Licht regulieren. Diese Gene sind also auch ein Teil der menschlichen DNA.
Mensch und Tier haben den Vorteil, dass sie den Standort wählen können und z. B. Wetterangriffen ausweichen können. Pflanzen müssen fähig sein, sich ständig verändernden Situationen anzupassen. Darum haben sie komplexe Systeme der Sinneswahrnehmung und Regulierung entwickelt. Pflanzen besitzen kein zentrales Nervensystem, aber die Informationen über Licht und Lufttemperatur werden zwischen Wurzeln, Blättern, Blüten und Stängel ausgetauscht. Ein Versuch von Darwin zeigte, wie Pflanzen sehen können. Darwin schrieb außer dem Buch über die Entstehung der Arten auch ein umfassendes Werk über das Bewegungsvermögen der Pflanzen, welches die Pflanzenforschung bis heute beeinflusst. Darwin und sein Sohn machten Versuche, bei denen Keimlingen Licht zugeführt wurde. Diese bogen sich in der Mitte. Ein Keimling, der oben abgeschnitten wurde, bewegte sich nicht zum Licht. Ein Keimling, bei dem die Spitze abgedeckt wurde, bewegte sich ebenfalls nicht. Ein weiterer Keimling, bei dem die Spitze mit einer Glashaube versehen war, bewegte sich zum Licht. So wurde also aufgezeigt, dass die Spitze der Pflanze die Information erhält und diese an die Mitte der Pflanze weitergibt. Pflanzen sehen mit dem blauen, kurzwelligen Licht, in welche Richtung sie sich bewegen sollen und mit dem roten, langwelligen Licht registrieren sie, wie lange es hell oder dunkel ist. Im Gegensatz zum blauen Licht wird aber das rote Licht von der Pflanze mit den Blättern registriert. Ohne Blätter kann die Pflanze also nicht sehen, ob dieses hellrote Licht vorhanden ist.

Das rote Licht bringt sie dann zum Erblühen, zum Wachsen. Das dunkelrote Licht – wie beim Sonnenuntergang – hat keine Wirkung, wirkt im allgemeinen eher wie ein Ausschalten für die Pflanze. Pflanzen besitzen verschiedene Fotorezeptoren, mehr als die Menschen. Der Hintergrund ist, dass die Pflanze eine komplexere Wahrnehmung hat als der Mensch. Das Licht ist mehr als nur ›Sehen‹, das Licht ist für Pflanzen gleichfalls Nahrung. Sie nutzen das Licht, um Wasser und Kohlendioxid in Zucker zu verwandeln – dies wiederum erschafft dann wiederum unsere Nahrung.
Pflanzen sehen keine Bilder, da sie kein Nervensystem besitzen. Deshalb verwandeln sie die Lichtsignale und verwenden diese als unterschiedliche Wachstumsreize. Pflanzen haben keine Augen, aber sie können auf ihre Art dennoch sehen.

Pflanzen können riechen

Ethylen ist ein universelles Pflanzenhormon. Wenn Ethylen der Luft beigefügt wird reifen Früchte schneller. Das hat zur Folge, dass – wenn reife Äpfel neben einer unreifen Banane liegen – das Ethylen von der Banane ›gerochen‹ wird und die Banane dann ebenfalls zu reifen anfängt. Ethylen wird nicht nur zur Reifung sondern über den kompletten Lebenszyklus einer Pflanze produziert. Dies spielt eine wichtige Rolle bei der Pflanzenalterung. So ist die Pflanzenverfärbung im Herbst ebenfalls eine Reaktion auf das freigesetzte Ethylen.
Es gibt eine Schmarotzerpflanze, welche unterscheiden kann, zu welchem Wirt sie wachsen möchte, da sie einen Teil ihrer Nahrung aus dem Saft der Wirtspflanze bezieht. In Versuchen wurde bewiesen, dass sie klar unterscheiden konnte, ob sie zu einer Tomate oder zu einem Weizen wachsen solle. Sie hat die Tomate vorgezogen.

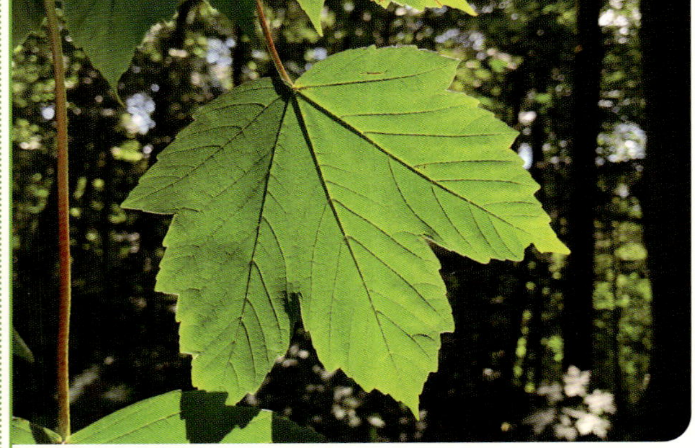

Blatt eines Berg-Ahorns: Der Berg-Ahorn lebt von unseren heimischen Ahornarten am längsten – er kann stolze 600 Jahre alt werden!

Hier ein weiteres Beispiel: Es wurde von Wissenschaftlern behauptet, Bäume würden einander vor drohenden Angriffen auf ihre Blätter durch fressende Insekten warnen. Dies wurde bewiesen. Es gab zwei Kammern, die künstlich angelegt wurden. In der ersten Kammer wurde bei der Hälfte der Bäume jeweils zwei Blätter in der Mitte durchgerissen. In der zweiten Kammer waren alle Bäume unversehrt. Zwei Tage nach dem Einreissen der Blätter wiesen alle Bäume in beiden Kammern eine höhere Konzentration an chemischen Stoffen auf, darunter toxische Phenol- und Tanninverbindungen, von denen bekannt ist, dass sie das Wachstum von Raupen hemmen. Pflanzen entwickeln zwei verschiedene Verteidigungshormone, um sich gegen Angriffe zu schützen. Das eine ist Methylsalicylat, das andere ist die Salicylsäure. Wenn also eine Pflanze z. B . durch Bakterien befallen ist produziert sie Methylsalicylat. Dies ist eine flüchtige Form der Salicylsäure. Wenn dieses ausgeschieden wird, erkennen die anderen Blätter dieser Pflanze bzw. auch die Nachbarpflanzen, dass ein Angriff stattfindet und sie produzieren ebenfalls den gleichen Stoff, welcher dann die Bakterien vernichtet. In einem anderen Fall, wenn z. B. ein Käfer an einem Blatt knabbert, wird durch Produktion dieses Stoffes die Nahrung unschmackhaft. Die Salicylsäure wird also von Pflanzen geschmeckt, Methylsalicylat wird von Pflanzen gerochen. Die Pflanze kann sowohl am Geschmack als auch am Geruch erkennen, dass ein Angriff stattfindet und sich zur Wehr setzen.
Die Pflanze kann riechen. Sie kann über den Geruch andere Pflanzen wahrnehmen. Dies wird über Pheromone geleitet. Auch wir nehmen Pheromone wahr und verbinden diese mit einer Erinnerung, einem Gefühle oder Gedanken an ein zurückliegendes Ereignis. Auch Pflanzen erinnern sich und reagieren entsprechend auf diese Erinnerung - im Gegensatz zum Menschen ganz ohne Nervenzellen!

Pflanzen können fühlen

Pflanzen nehmen uns und vieles mehr wahr. Sie können zwischen warm und kalt unterscheiden. Sie wissen, ob ihre Zweige vom Wind oder durch einen direkten Kontakt bewegt werden. Manche Kletterpflanzen fangen an schneller zu wachsen, wenn sie in einen direkten Kontakt (z. B. mit einem Zaun) kommen. Eine Venusfliegenfalle klappt gezielt ihre Fangblätter zu, wenn ein Insekt auf ihr landet. Oft mögen es Pflanzen nicht, wenn sie regelmäßig berührt werden. Sie stellen dann ihr Wachstum ein.

Die Pflanzen fühlen nicht im eigentlichen Sinne, wie Angst, Bedauern o. ä. Sie haben auch keine intuitive Wahrnehmung eines emotionalen oder mentalen Zustandes. Aber sie fühlen, und manche sind so fein in ihrer Empfindung, dass sie z. B. auf eine Berührung reagieren, die wir Menschen auf der Haut erst gar nicht wahrnehmen können. Pflanzen und Menschen haben Ähnlichkeiten beim Spüren von Berührungen. Der Mensch empfängt Berührungen über sensorische Neuronen, die in allen Teilen unseres Körpers sitzen. Diese Neuronen geben die Informationen an unser Nervensystem weiter. Die Übermittlung zwischen den Neuronen erfolgt über die Neurotransmitter. Der menschliche Tastsinn ist eine Kombination aus Zellen, die den Druck spüren, dies anschließend in ein elektro-chemisches Signal verwandeln. Das Gehirn verarbeitet dann diese Information.

Diese Birke hat aufgrund von Verwerfungen im Boden eine spezielle Wuchsform erhalten. Solch' eigentümliche ›Verrenkungen‹ bei Bäumen findet man immer wieder. Die Ursachen hierfür sind unterschiedlich. Was jedoch immer wieder faszinierend ist, wie sich Bäume an unterschiedlichste Gegebenheiten anpassen können!

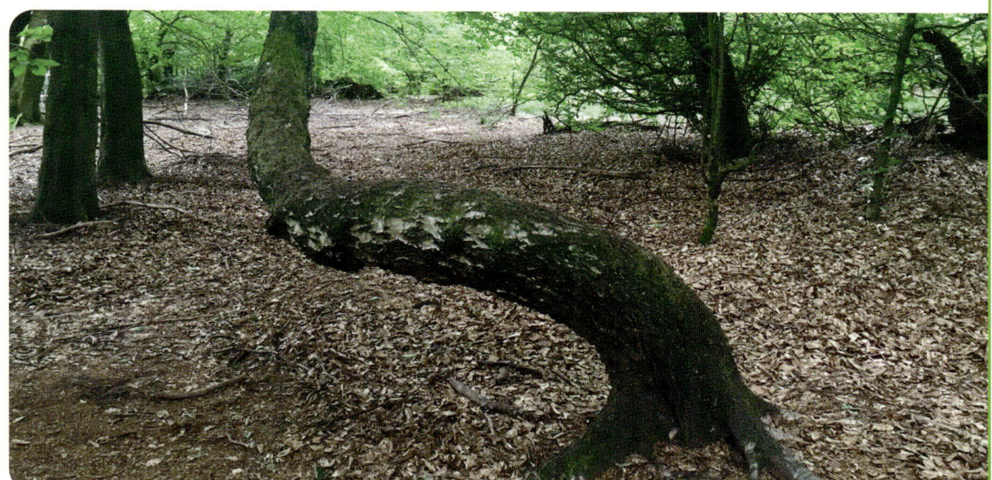

Bei Pflanzen, wie z. B. der Venusfliegenfalle, ist es ein Zusammenspiel der chemischen Stoffe in der Pflanze, wie Kalium und Calcium, die eine Reaktion hervorrufen können. Eine hohe Konzentration an Kalium im Zellinneren ist dafür zuständig, dass Wasser nicht in die Zelle eindringen kann. Dies führt zu einem hohen Druck auf die Zellwand und zu geöffneten Fangarmen. Wenn nun ein elektrisches Signal sogenannte Motorzellen erreicht, öffnen sich die Kaliumkanäle in der Zellwand und das Kalium verlässt mit dem Wasser die Zelle. Dadurch zieht sich die Pflanze zusammen, also die Fangarme schließen sich. Calcium, das für die neuronale Kommunikation im Menschen entscheidende Ion, reguliert auch hier die Öffnung der Kaliumkanäle. Und dies ist bei der Pflanze maßgebend für die Reaktion auf Berührung.

Können Pflanzen hören?

Mittlerweile haben mehrere Versuche gezeigt, dass die Behauptung, Pflanzen können hören, nicht haltbar ist. Vielleicht hören sie in einem Bereich, der für uns nicht messbar ist. Dies wäre durchaus möglich. Jedoch kann man sich natürlich auch fragen, inwieweit es überhaupt notwendig ist, dass eine Pflanze hört. Denn Menschen und Tiere sind mit der Hörfähigkeit ausgestattet, um u. a. vor einer potentiell gefährlichen Situation gewarnt zu werden. Auch die Kommunikation von Menschen und Tieren basiert im Wesentlichen auf der akustischen Äußerung.

Es ist deshalb fraglich, warum Pflanzen, die sesshafte Organismen sind und sich nicht fortbewegen, mit Hörorganen ausgestattet sein sollen. Sie benötigen keinen schnellen Rückzug. Andere wichtige Kenntnisse, z. B. zur Wachstumsrichtung, können sie durch fühlen, riechen und sehen regulieren.

Pflanzen bewegen sich

Sie schwingen in spiralförmigen Bewegungen. Das Spiralmuster variiert von einer Pflanzenart zur anderen. Das Muster kann ein Kreis oder eine Ellipse sein oder aus ineinander verschlungenen Formen bestehen. Auch die Geschwindigkeit variiert. So kann eine Bewegung 15 Minuten dauern, oder auch 24 Stunden, bis sie einmal vollendet ist. Die Schwerkraft verstärkt die Bewegung der Pflanzen, ist allerdings nicht der Auslöser. Die Bewegung ist also ein Verhalten, das die Pflanzen von Natur aus besitzen. Um jedoch den vollen Ausdruck zu finden braucht es die Schwerkraft.

Die auffällig unterschiedlich gefärbten Blüten der Rosskastanie haben einen praktischen Hintergrund: die gelben Flecken signalisieren, dass die Blüte noch befruchtungsfähig ist – nur in diesem Zustand wird der zuckerreiche Nektar produziert. Nach der Bestäubung verändert sich der Fleck und wird rot. Was sich Mutter Natur so alles einfallen lässt!

Die wahrnehmende Pflanze

Pflanzen, Tiere und Menschen haben Ähnlichkeiten auf der genetischen Ebene. Alle haben sich in einer einzigartigen Form im Laufe der Jahrmillionen entwickelt und ihrem Umfeld angepasst. Beispielsweise entwickelten die Wirbeltiere ein knöchernes Skelett, das Gewicht trägt, während Pflanzen einen hölzernen Stamm bilden. Beides erfüllt ähnliche Funktionen, aber jede Form ist biologisch einzigartig.
Inwieweit Pflanzen Intelligenz besitzen ist eine Sache der Definition und Betrachtungsform. Wenn man die Frage umformuliert in ›Nehmen Pflanzen wahr?‹, so lässt sich diese auf jeden Fall mit ›Ja‹ beantworten. Sie sind sich ihrer visuellen Umgebung gewahr, unterscheiden zwischen rotem, blauem, dunkelrotem und ultraviolettem Licht und reagieren entsprechend.

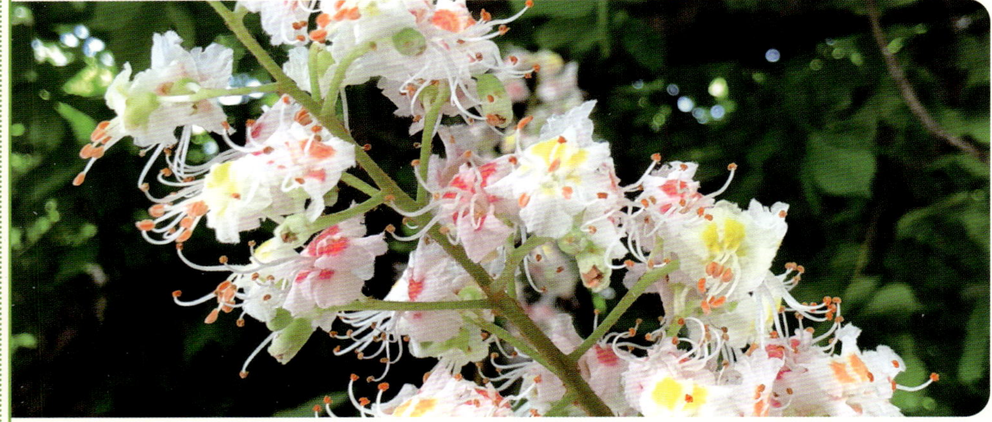

Sie nehmen die Gerüche in ihrer Nähe wahr und reagieren auf winzige Mengen flüchtiger Substanzen in der Luft, die sie umweht. Pflanzen wissen, wann sie berührt werden, und können verschiedenartige Berührungen unterscheiden.

Sie nehmen die Schwerkraft wahr und können ihre äußere Gestalt ändern um sicherzustellen, dass ihre Triebe nach oben und ihre Wurzeln nach unten wachsen. Und Pflanzen kennen ihre Vergangenheit: Sie erinnern sich an zurückliegende Infektionen und an schwierige Bedingungen, mit denen sie fertig geworden sind und modifizieren ihre aktuelle Physiologie aufgrund dieser Erinnerungen.

Jedoch registriert eine Pflanze uns Menschen nicht als Individuen. Die Psyche der Pflanze besitzt kein Ich und kein Über-Ich, sie könnte aber ein Es haben - jenem unbewussten Teil der Psyche, der Sinnesdaten empfängt und instinktiv verarbeitet.

Dass eine Pflanze wahrnimmt beinhaltet auch nicht, dass sie leiden kann. Sie kann sehen, riechen, spüren, empfindet jedoch keinen Schmerz und auch keine Regungen wie ›glücklich sein‹ oder ›leiden‹.

Vielleicht versuchen wir, uns mit Tieren und Pflanzen ein Stück weit zu identifizieren oder etwas in ihnen von uns selbst wieder zu erkennen? Wenn sich Menschen und Pflanzen darin ähnlich sind, dass beide komplexe Lichteinwirkungen, vielschichtige Gerüche und unterschiedliche physische Stimuli wahrnehmen, wenn Menschen wie Pflanzen Vorlieben haben und beide sich erinnern können, sehen wir uns dann selbst, wenn wir eine Pflanze anschauen?

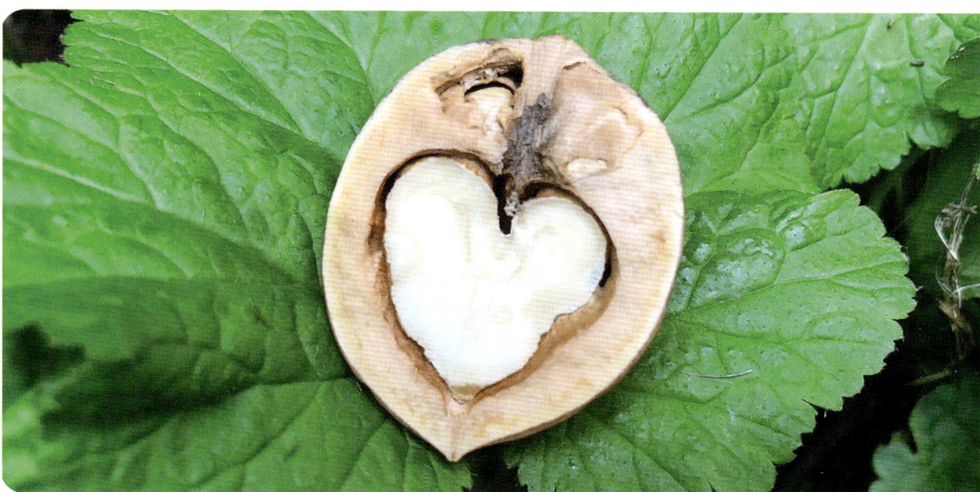

Wie schön – auch ein Walnussbaum kann herzlich grüßen! Diese frisch geöffnete Nuss berührte mein Herz!

Wir müssen erkennen, dass wir auf allgemeiner Ebene unsere Biologie nicht nur mit Schimpansen und Hunden teilen, sondern auch mit Begonien und Mammutbäumen. Wenn wir unseren Rosenbusch in voller Blüte betrachten, sollten wir in ihm einen Verwandten erkennen, der uns vor langer Zeit verlassen hat, und uns dessen bewusst sein, dass er komplexe Umgebungen wahrnehmen kann wie wir und dass wir gemeinsame Gene besitzen.
Wenn wir einen Efeu eine Mauer erklimmen sehen, haben wir eine Lebensform vor uns, die ohne ein bestimmtes zufälliges Ereignis in der Urzeit auch die unsere hätte sein können: Wir stehen vor dem Ergebnis eines anderen möglichen Weges der Evolution, der sich aber vor etwa 2 Milliarden Jahre von dem unseren trennte.
Eine gemeinsame genetische Vergangenheit negiert nicht die Äonen einer getrennten Evolution: Auch wenn Pflanzen und Menschen parallele Fähigkeiten besitzen, die Welt zu spüren und sich ihrer gewahr zu werden, haben wir voneinander unabhängige Wege der Evolution doch zu einer einzigartigen menschlichen Fähigkeit jenseits der Intelligenz geführt, die Pflanzen nicht haben: zu der Fähigkeit Anteil zu nehmen.

Wenn Ihr also das nächste Mal wieder durch einen Park schlendert, haltet einen Augenblick inne und fragt Euch: Was sieht der Löwenzahn in der Wiese? Was riecht das Gras? Berührt die Blätter einer Eiche in dem Wissen, dass sich der Baum an die Berührung erinnern wird. Aber er wird sich nicht an Euch erinnern. Ihr hingegen könnt Euch an diesen besonderen Baum erinnern und die Erinnerung an ihn bewahren.

Anmerkung
Diese Zusammenfassung des Buches soll Euch dazu dienen, einige Denkanstöße zu setzen und Euch mit dem Thema Wahrnehmung von uns Menschen sowie auch die Wahrnehmung von Tieren und Pflanzen auseinanderzusetzen.
Ich bin jedoch der Meinung, dass Pflanzen sehr wohl eine Seele besitzen. Zu diesem Thema gibt es sicher verschiedene Ansichten, und dies darf auch so sein, denn wir werden nie alles wissenschaftlich erforschen und beweisen können.
Ein großer Teil des Lebens bleibt ein Mysterium!

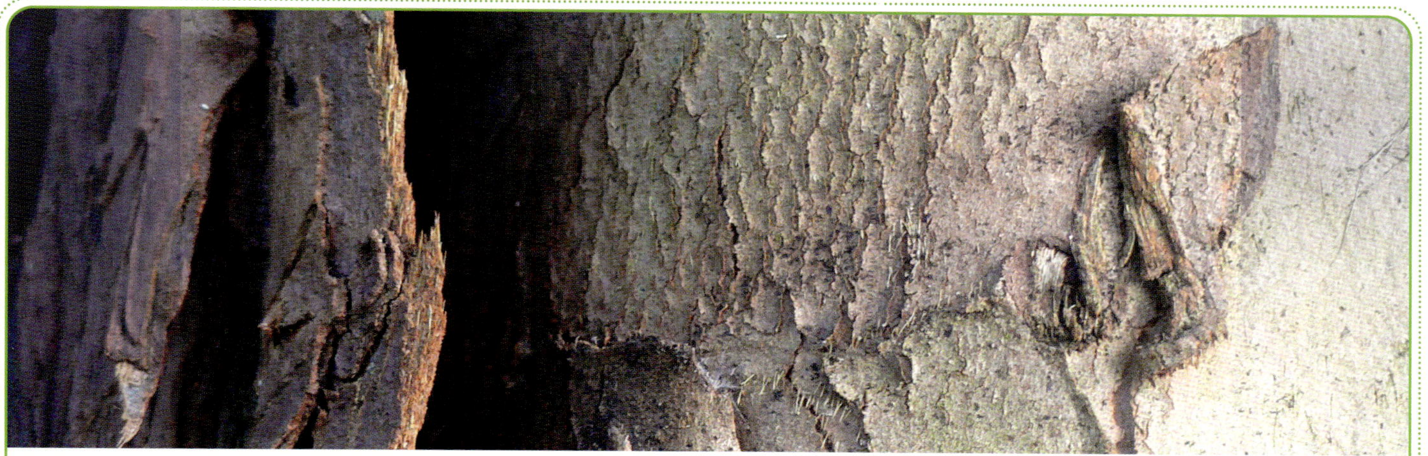

Wundervolle BaumBotschaften

Dass jede Baumart ihren eigenen Charakter und ihre eigene Schwingung hat kann man wunderbar bei Spaziergängen für sich entdecken. Denn ein Besuch bei einer Rosskastanie vermittelt einen beispielsweise absolut anderen Eindruck als der bei einer Weide. Mutter Natur beschenkt uns mit diesen verschiedenen Energien. Und je nach persönlichem Bedarf bzw. Vorlieben können wir zwischen einer Vielzahl verschiedener heimischer Bäume und Sträucher wählen.

2012 überkam mich der große Wunsch, ein Kartenset zum Thema Bäume und deren heilende Energien zu gestalten. Ich meditierte zu diesem Impuls und ließ mich inspirieren: es sollten Rindenbilder sein. Die ›Haut‹ der Bäume übt schon lange Zeit eine tiefe Faszination auf mich aus: der Charakter der Bäume lässt sich bereits durch das Betrachten ihrer äußeren Erscheinungsform erahnen.
So machte ich mich mit meiner Kamera auf den Weg. Erstaunlich war, dass ich oft erst beim Durchsichten der Bilder feststellte, dass auf einzelnen Fotografien Gesichter in den Rinden zu finden waren.
Der zweite Schritt zu meinem Baumkartenset stellte eine wirkliche Herausforderungen dar: der in meiner Meditation entscheidende Impuls hieß ›lass dir die Informationen von den Bäumen geben‹. So nahm ich also ein Aufnahmegerät und besuchte in den darauffolgenden Tagen verschiedene Bäume bzw. Baumarten, um diese Informationen einzufangen. Ich bekam Bilder und Gefühle vermittelt und versuchte sie zu verworten. Eine wirkliche Herausforderung! Nach einigen Wochen hatte ich dann die Botschaften auf meine Art übersetzt und in Worte gefasst. Heraus kam ein Büchlein mit wunderschönen Informationen verschiedener Bäume und Sträucher.

Die ›BaumBotschaften‹ können Euch dabei helfen einen neuen Blick auf eine Situation oder einen Menschen zu bekommen. Vielleicht sucht Ihr nach einer Antwort, einem Impuls, um eine Entscheidung zu treffen. Ich bin immer wieder verblüfft, wie treffend diese Karten meine momentanen Gefühle oder Gedanken widerspiegeln.
Ich fühle mich durch sie reich beschenkt und freue mich sehr, dass ich diese Botschaften der Bäume einfangen durfte. Es ist mir eine Freude, sie mit Euch zu teilen! Ihr findet auf den nachfolgenden Seiten die Rindenbilder abgebildet. Die Botschaft zu den Karten könnt Ihr direkt im Anschluss an die Rindenbilder lesen. Wenn man mit einem Kartenset arbeitet, zieht man normalerweise eine Karte – oder hebt sie ab. Mit diesem Buch könnt Ihr ähnlich verfahren: entweder Ihr schlagt eine der nachfolgenden Seiten beliebig auf und wählt blind mit dem Finger eine Karte. Oder Ihr betrachtet die Karten einzeln und wählt diejenige, welche Euch am meisten anspricht oder am meisten gefällt. Viel Freude und schöne Bewusstseinsimpulse mit meinen 36 ›Wundervollen BaumBotschaften‹ wünsche ich Euch!

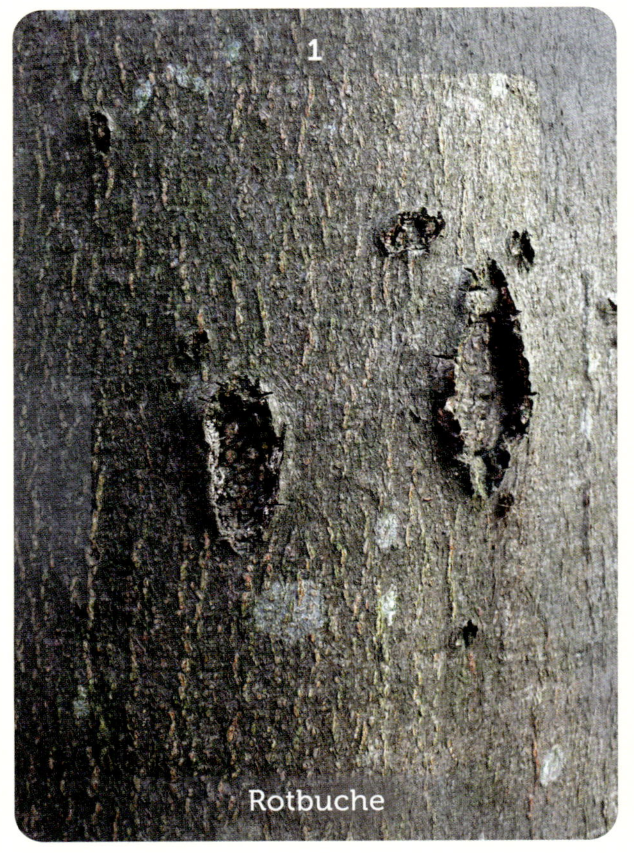
1
Rotbuche

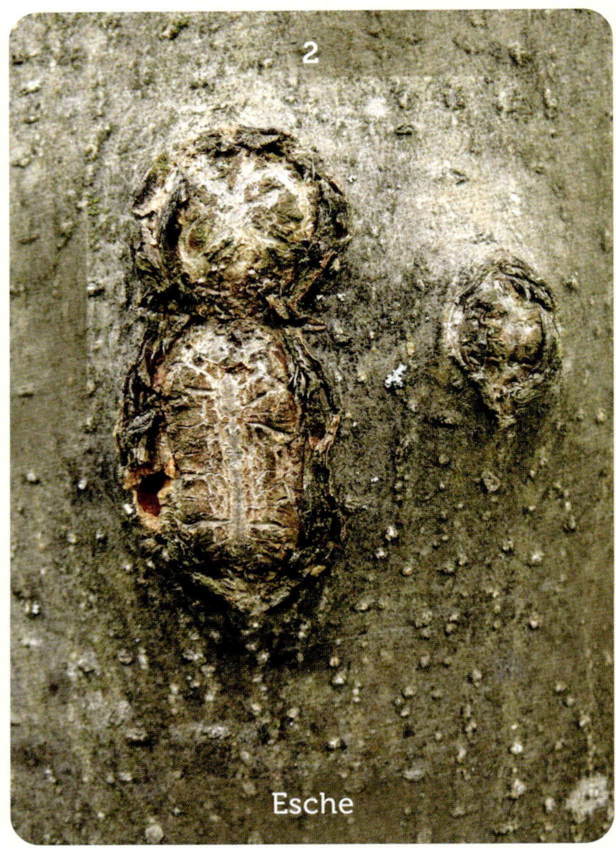
2
Esche

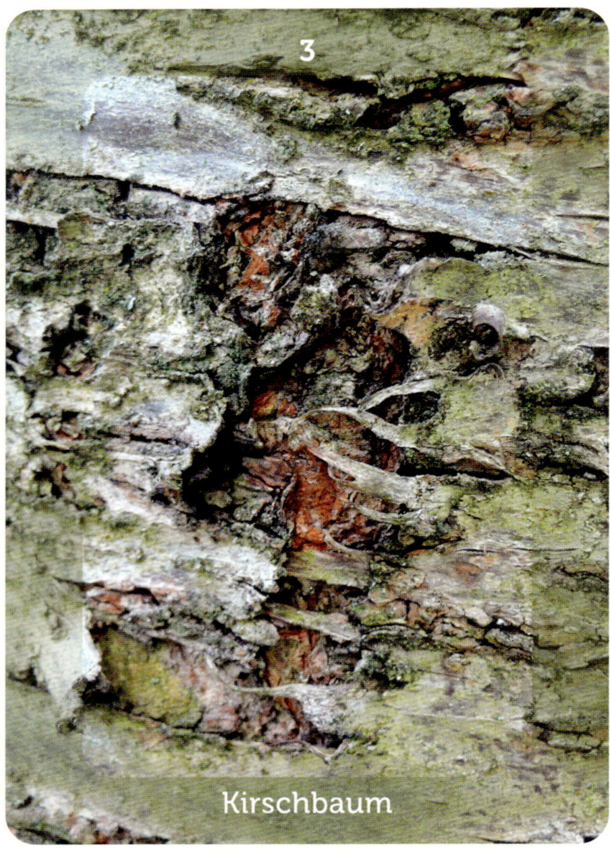
3
Kirschbaum

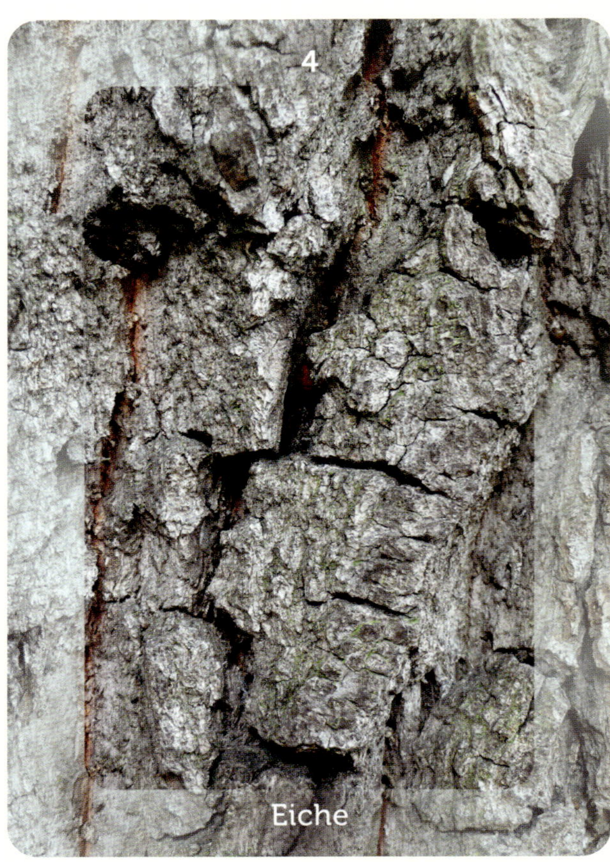
4
Eiche

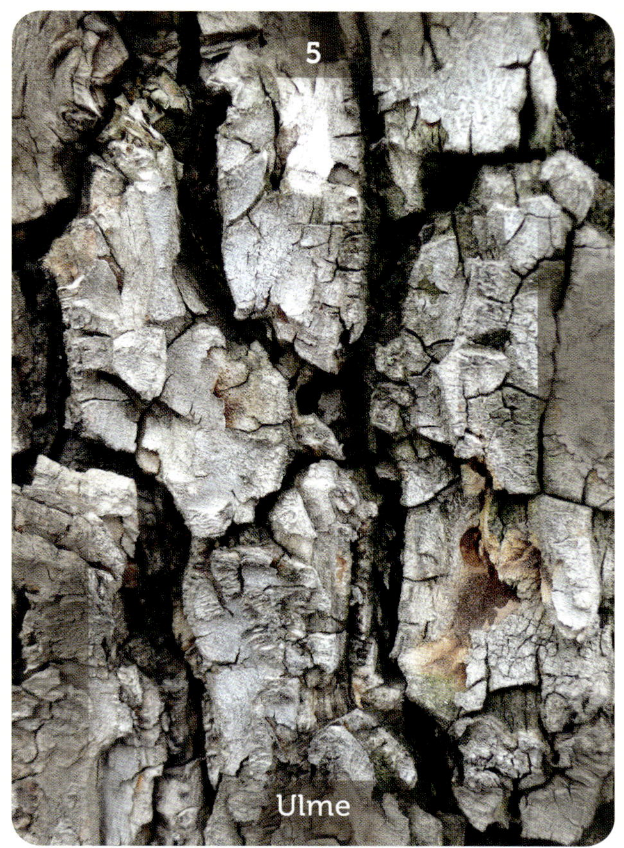
5
Ulme

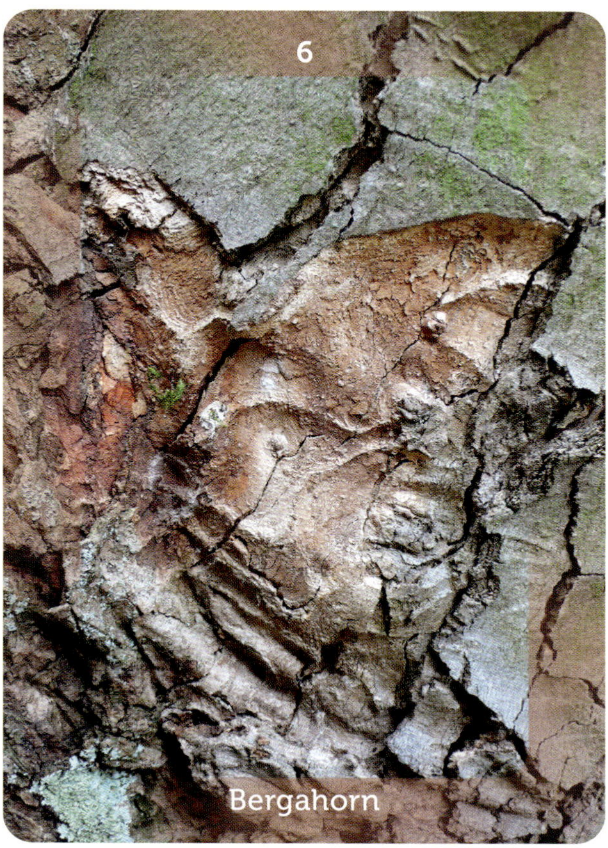
6
Bergahorn

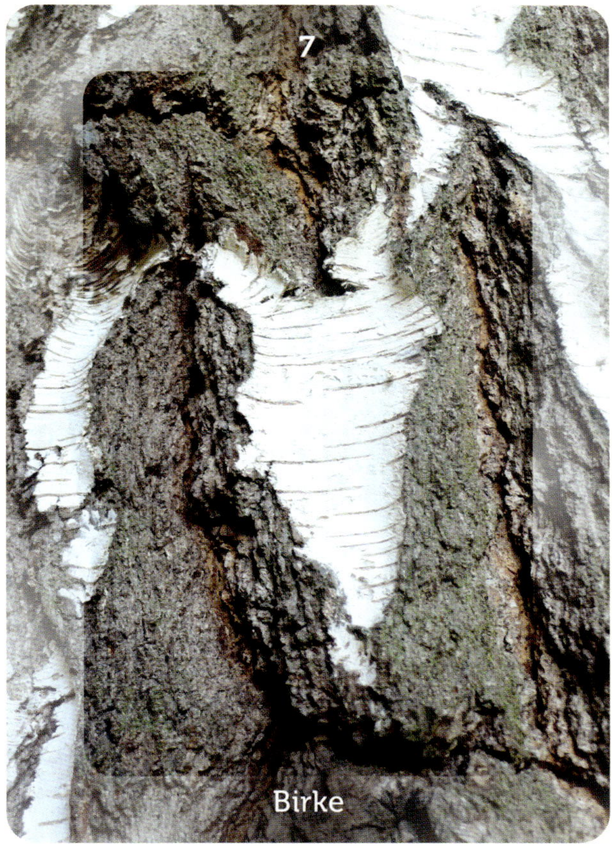
7
Birke

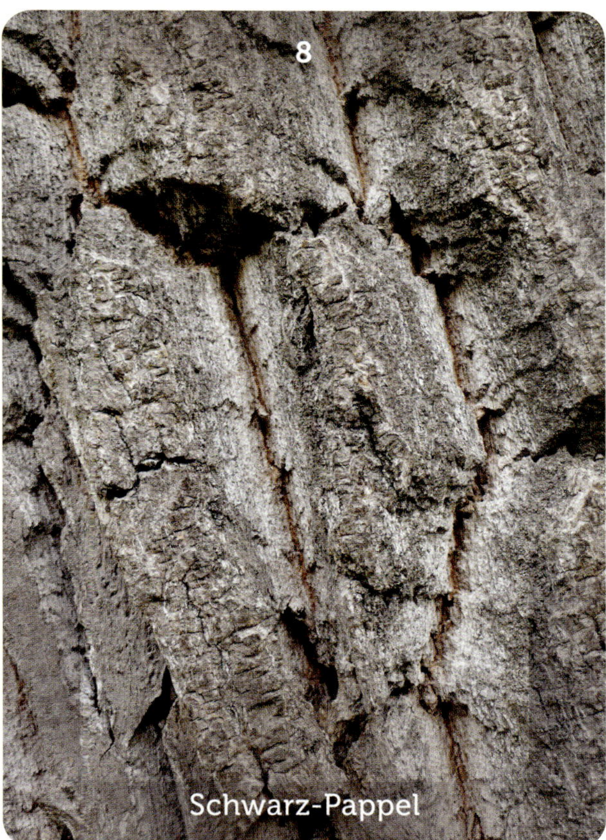
8
Schwarz-Pappel

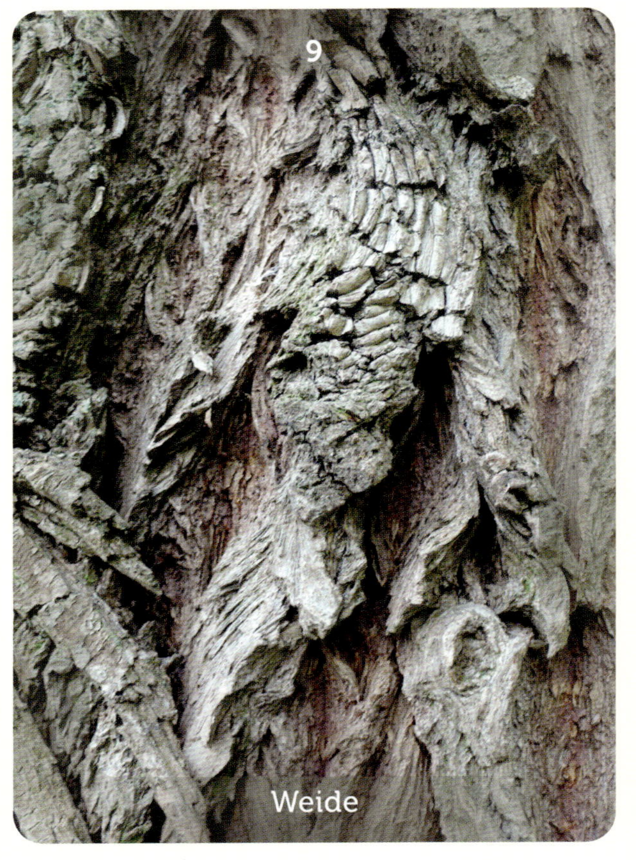
9 Weide

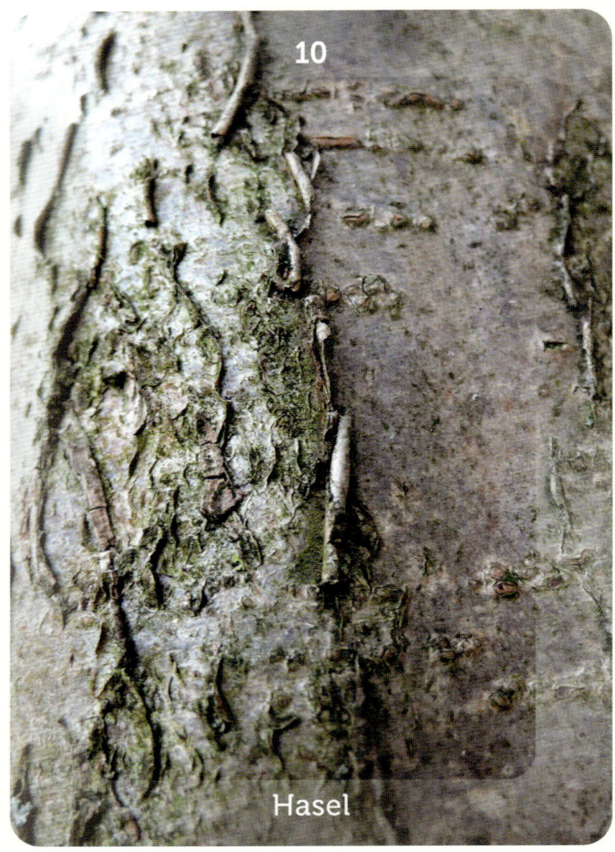
10 Hasel

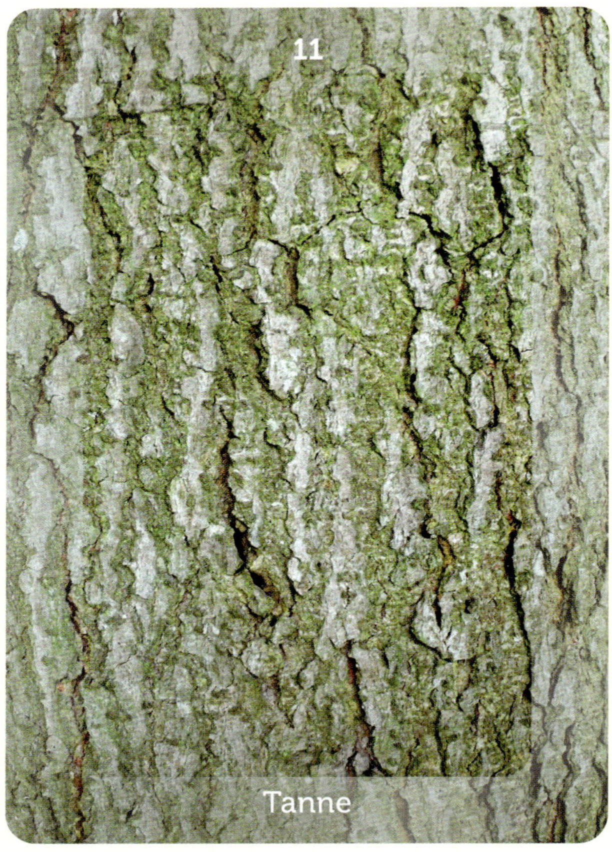
11 Tanne

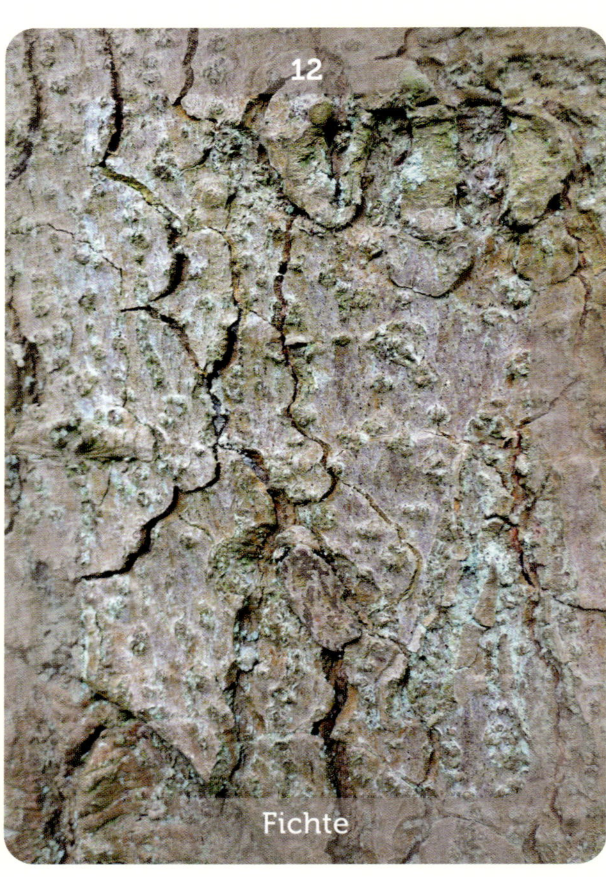
12 Fichte

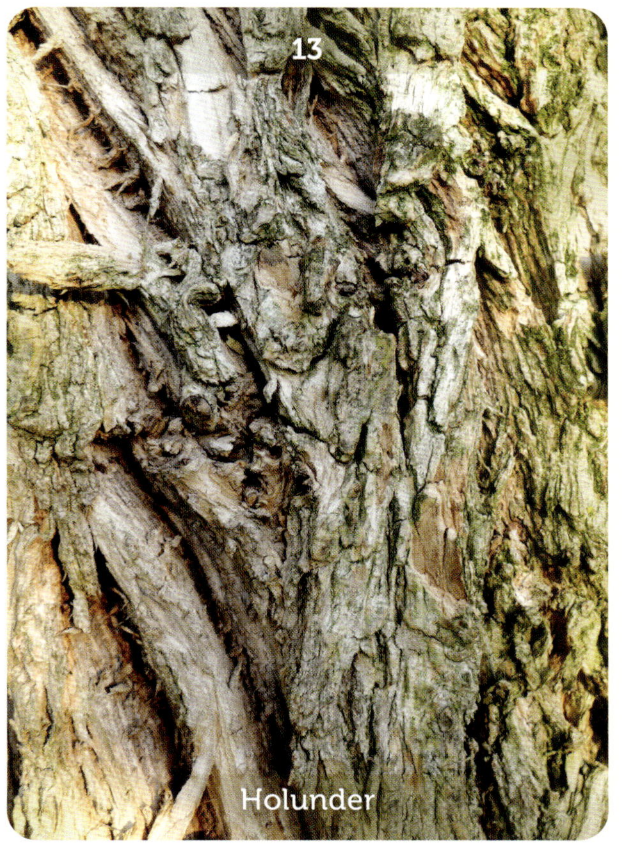
13
Holunder

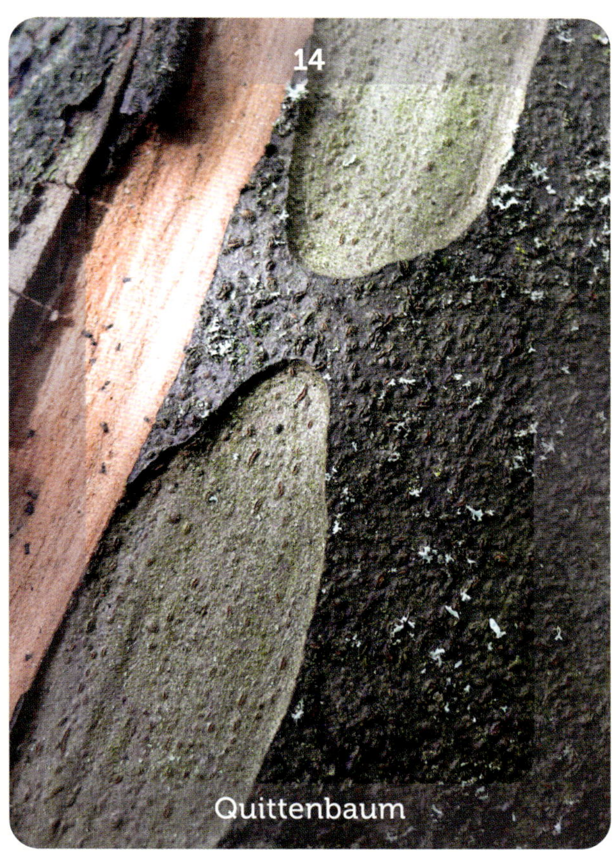
14
Quittenbaum

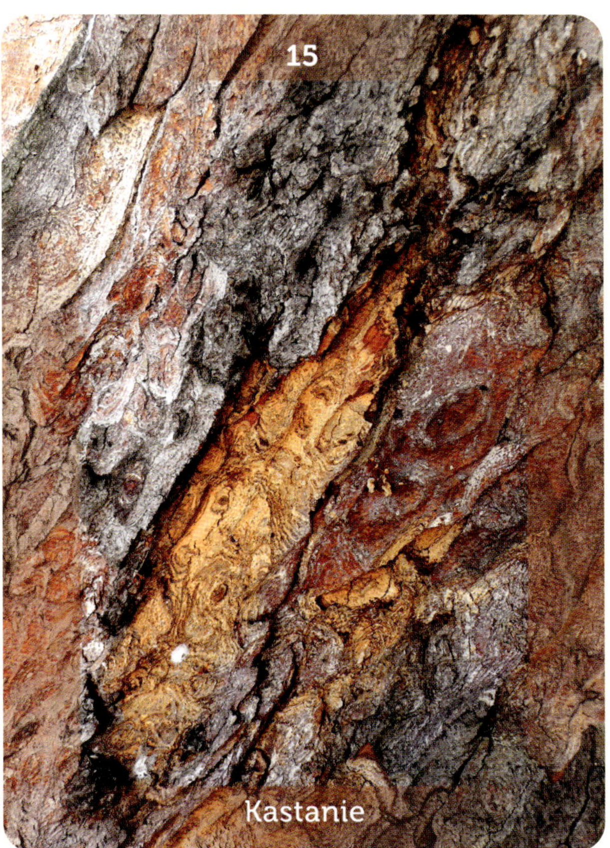
15
Kastanie

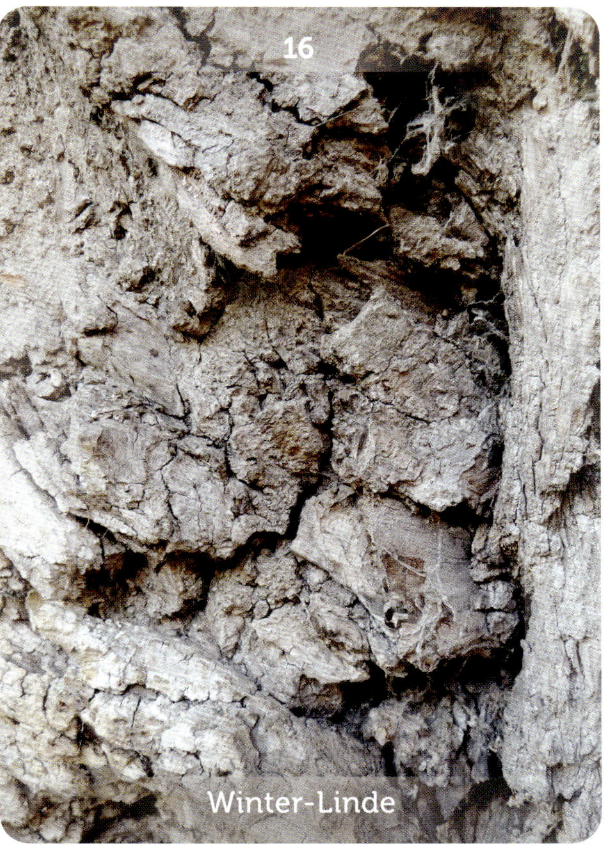
16
Winter-Linde

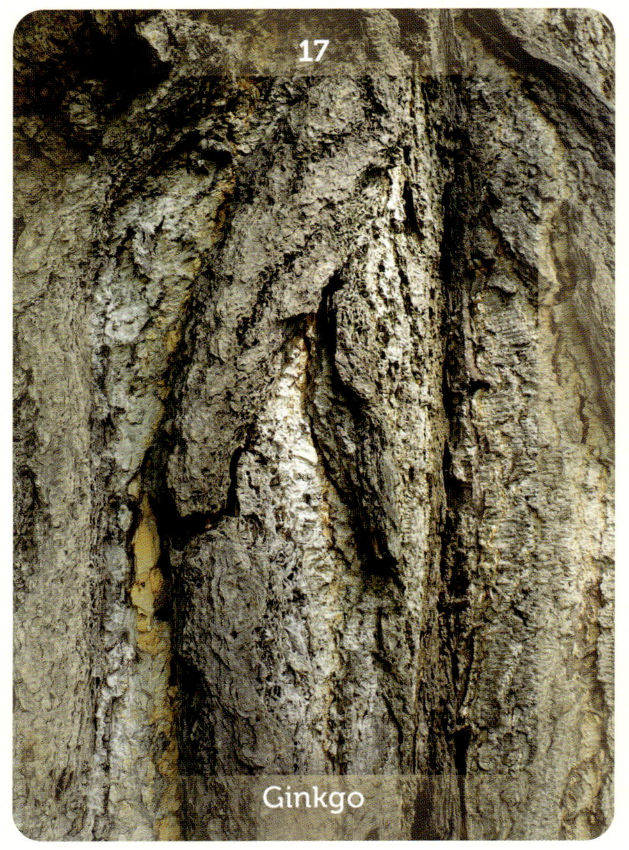
17 Ginkgo

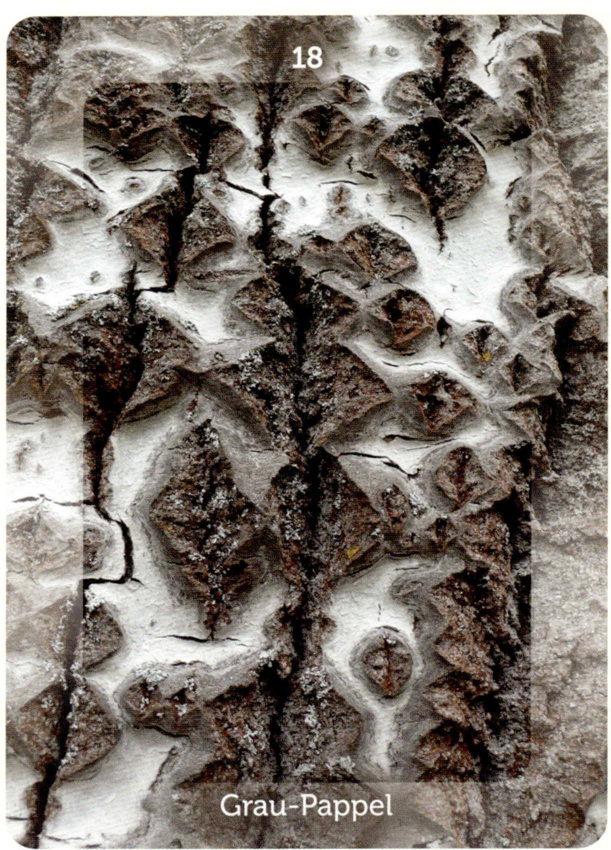
18 Grau-Pappel

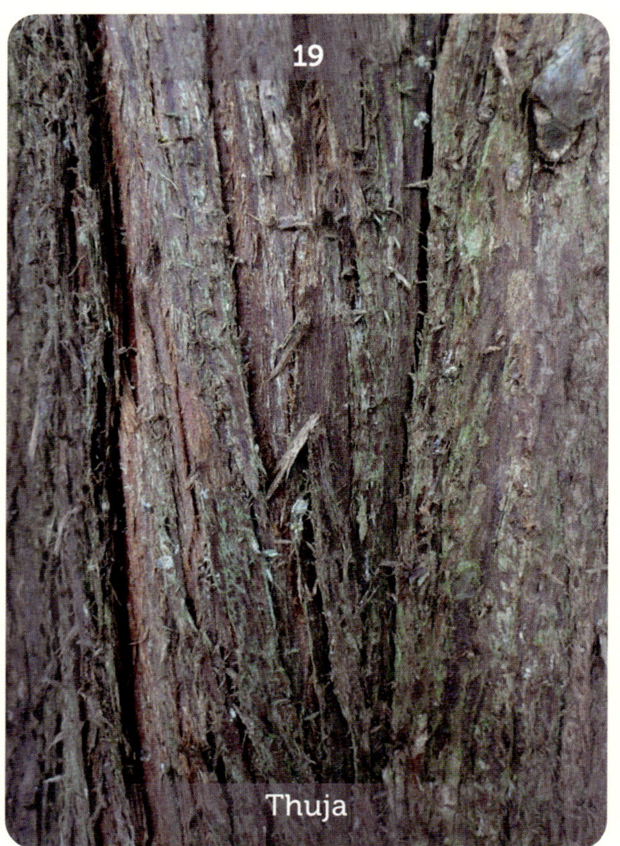
19 Thuja

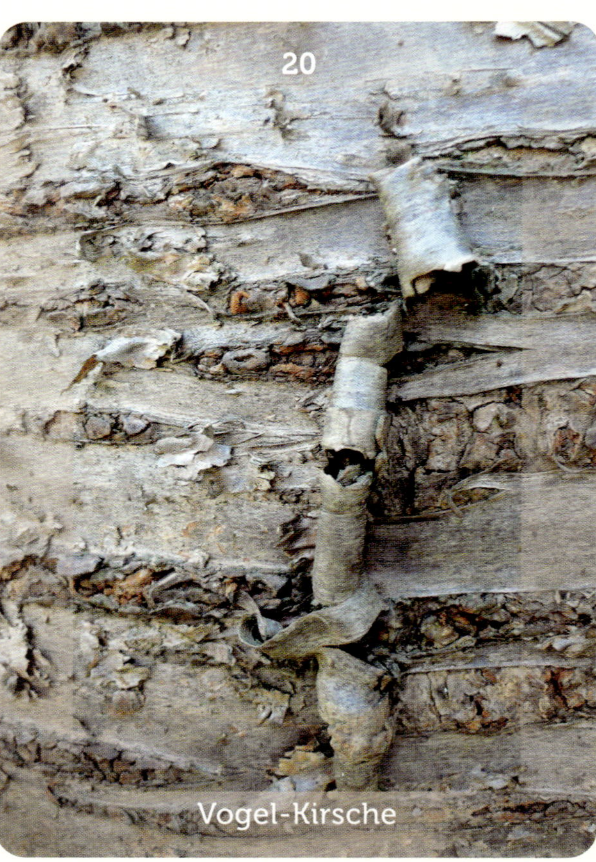
20 Vogel-Kirsche

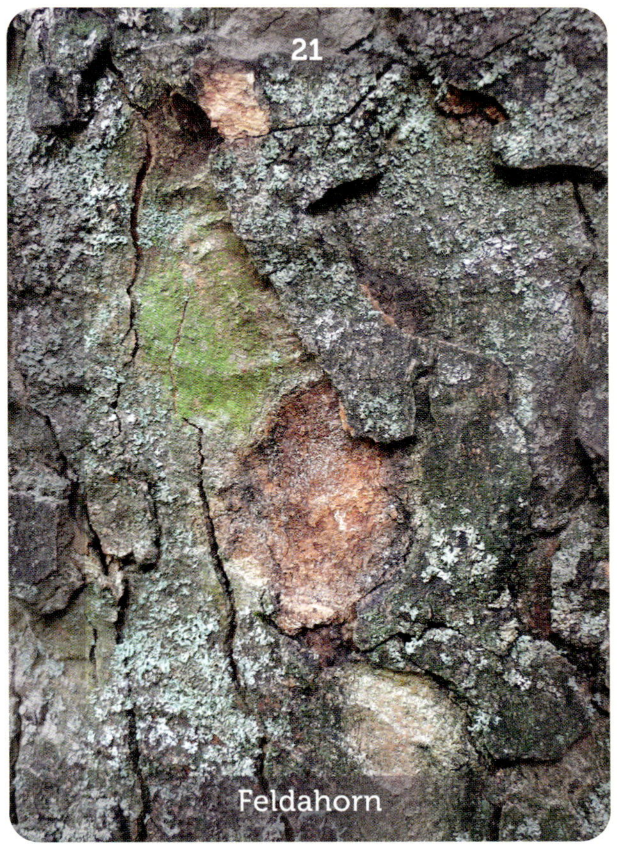
21
Feldahorn

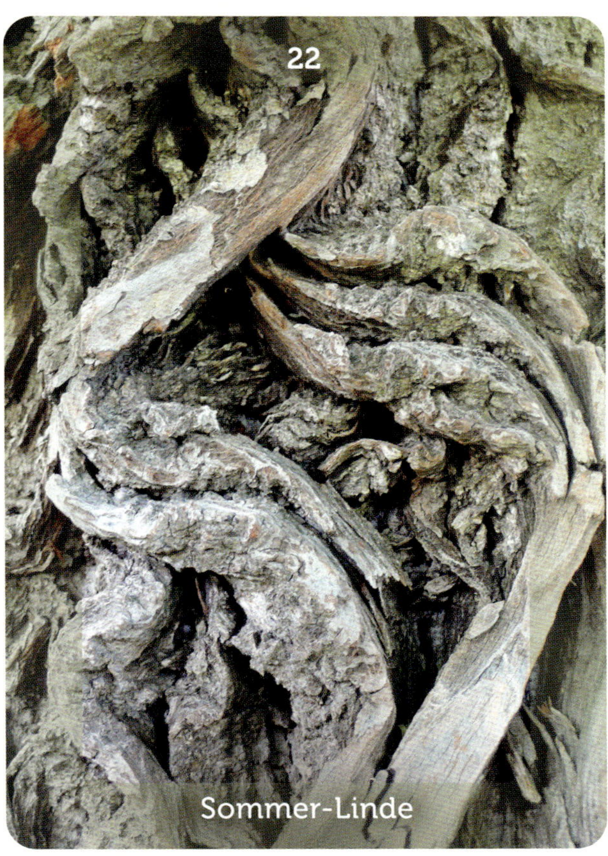
22
Sommer-Linde

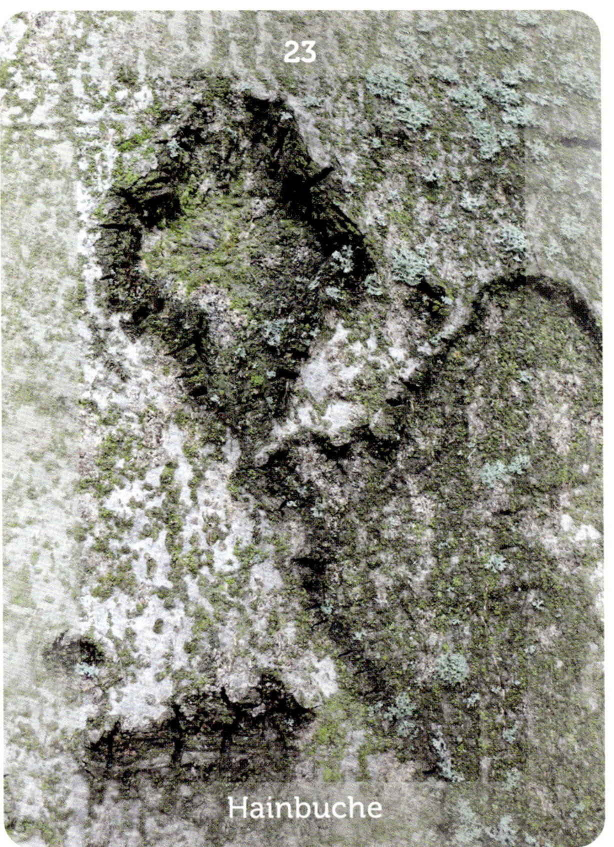
23
Hainbuche

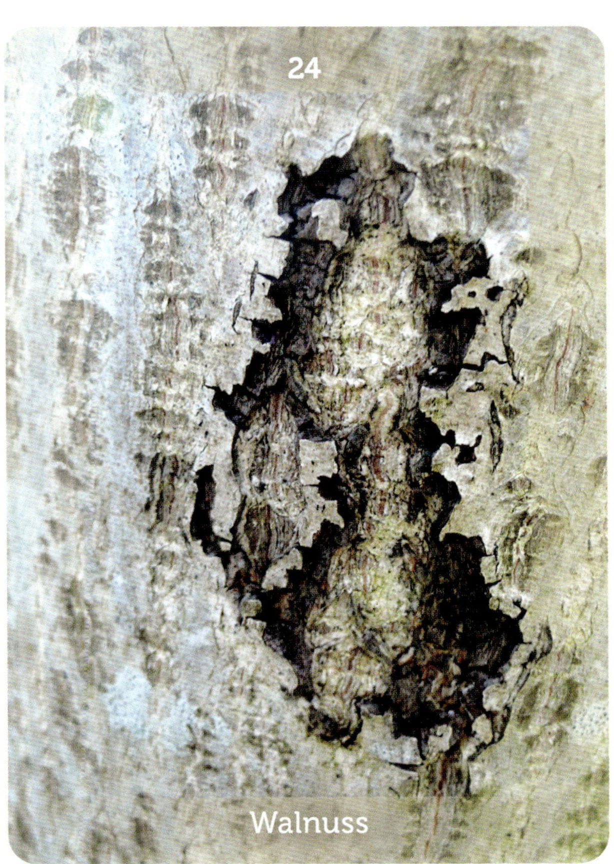
24
Walnuss

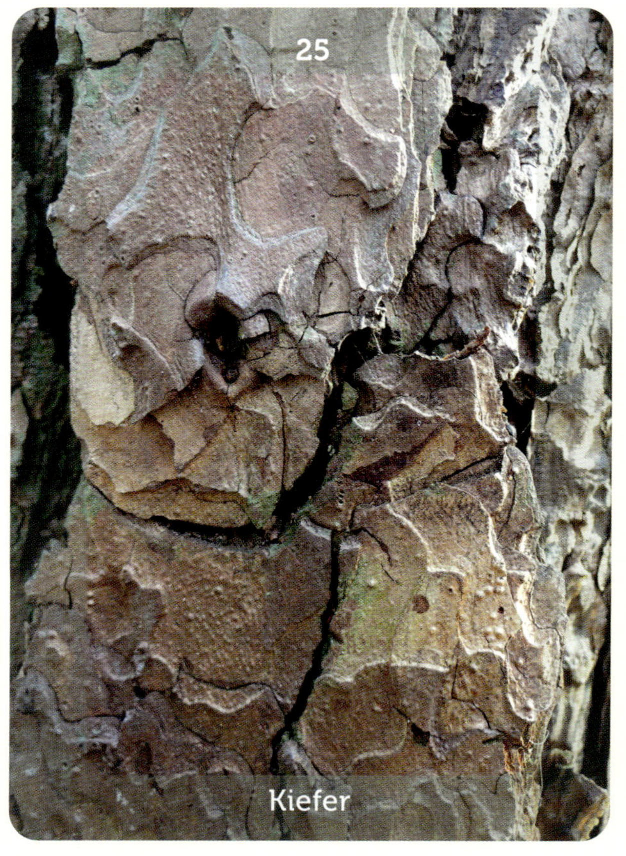
25
Kiefer

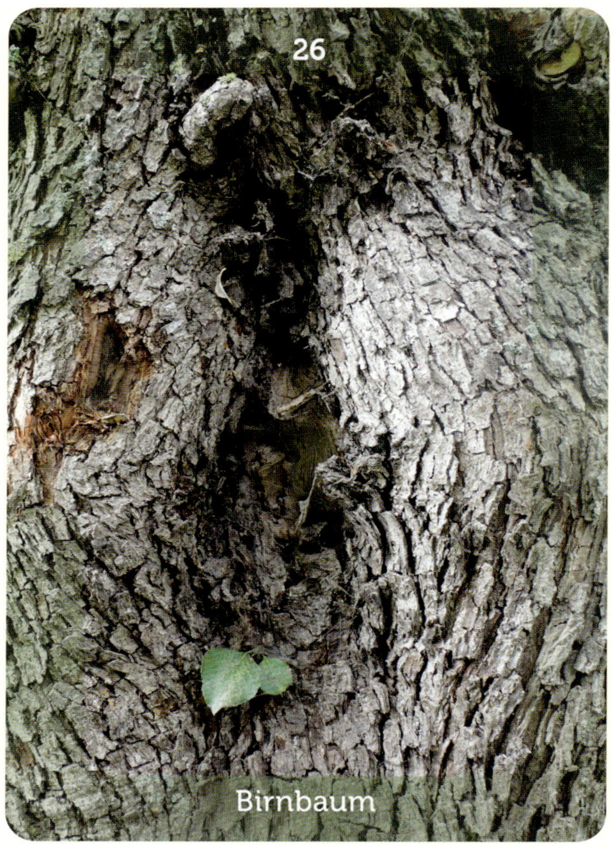
26
Birnbaum

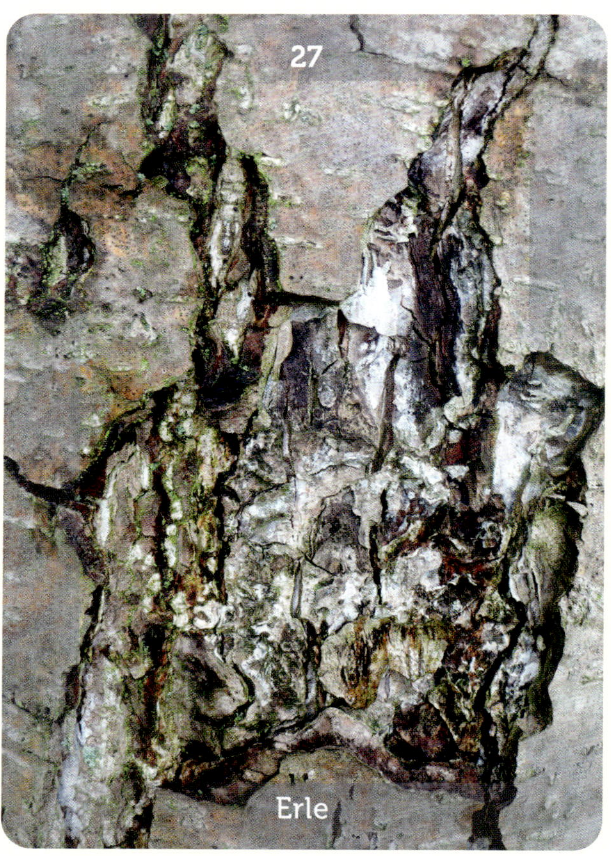
27
Erle

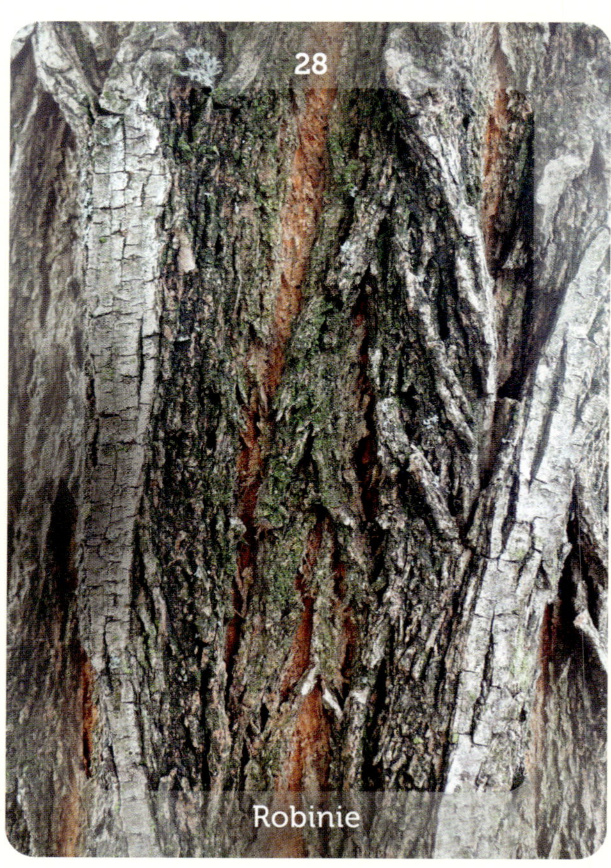
28
Robinie

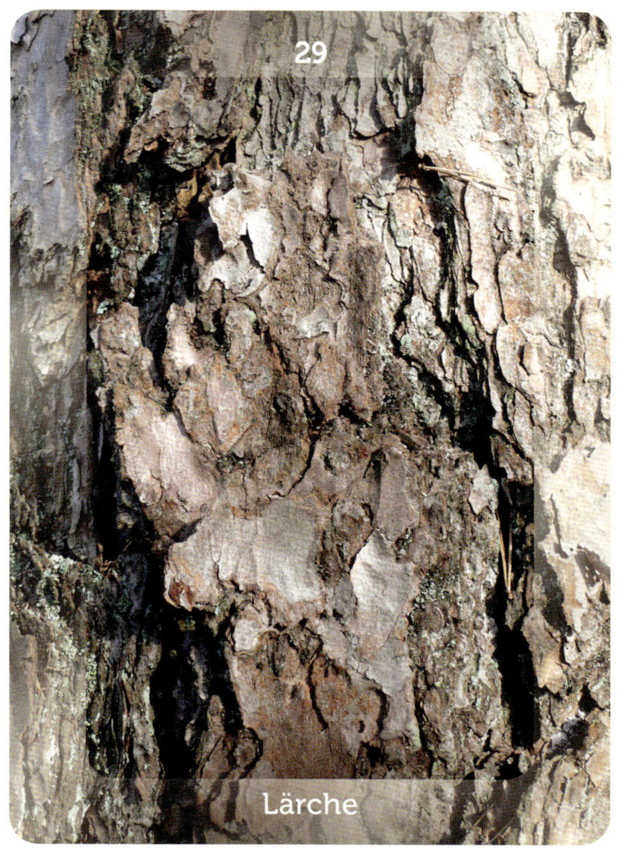

29

Lärche

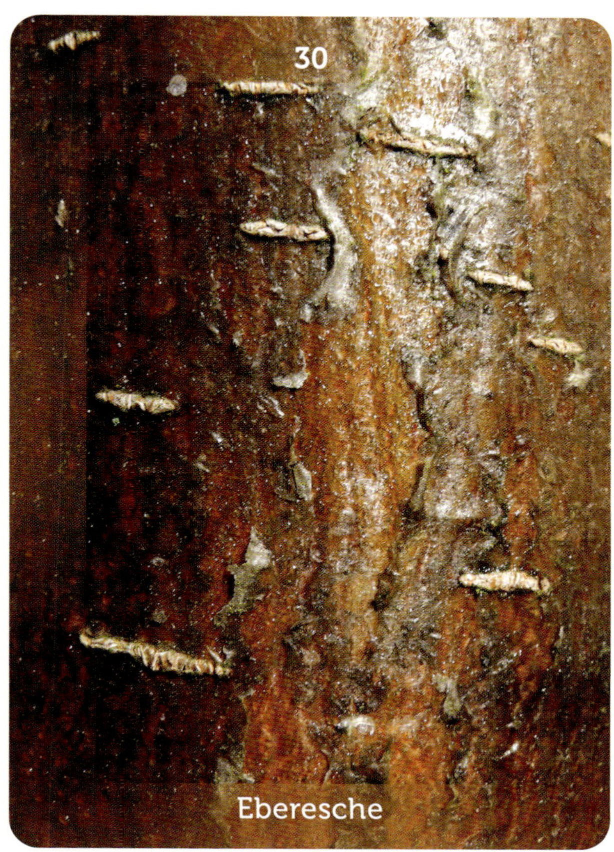

30

Eberesche

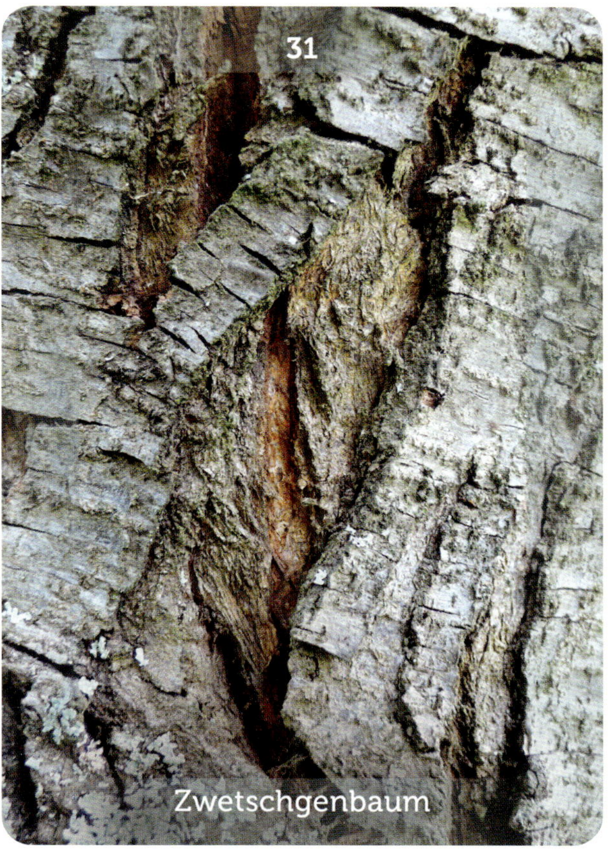

31

Zwetschgenbaum

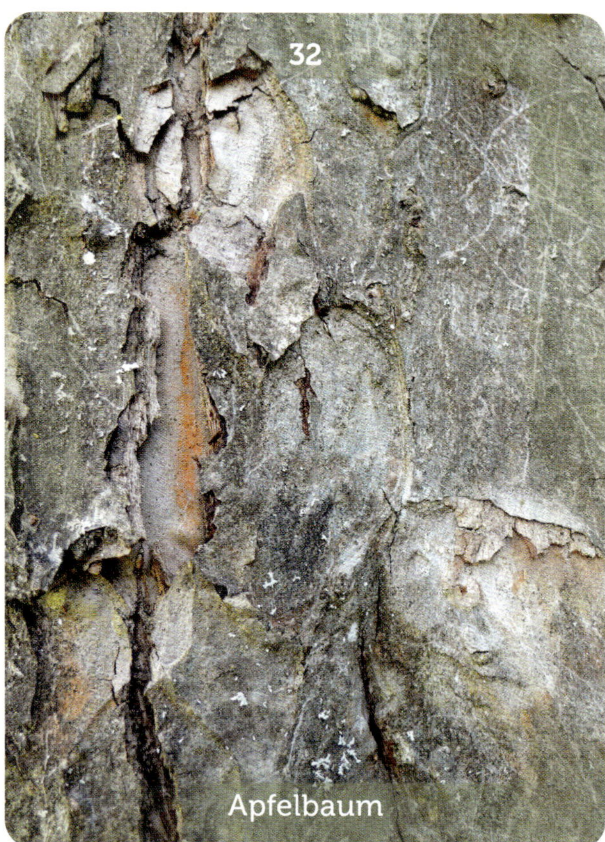

32

Apfelbaum

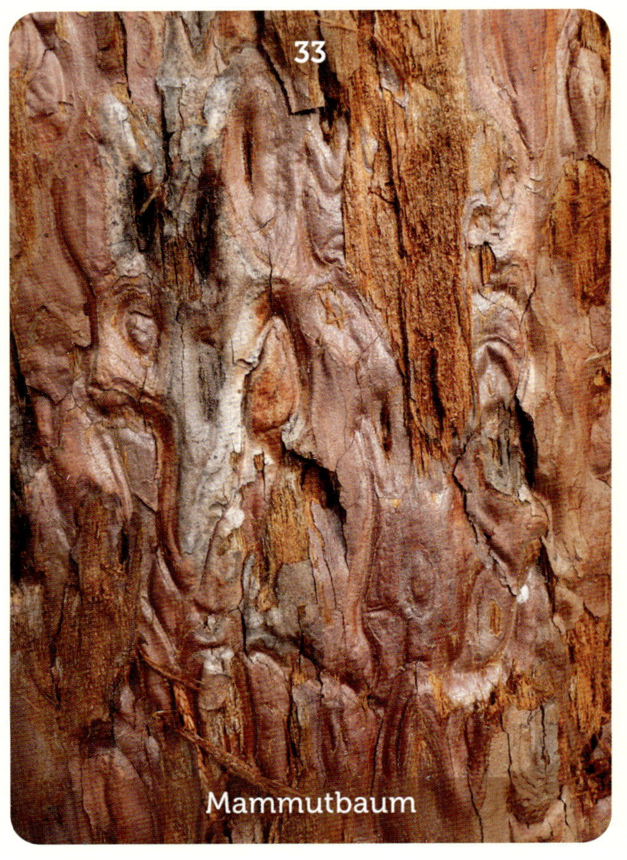
33 Mammutbaum

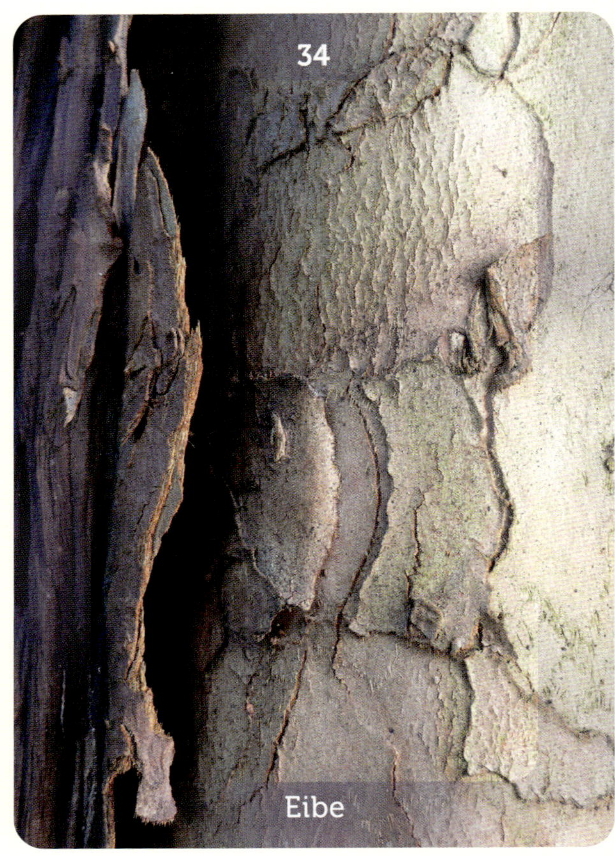
34 Eibe

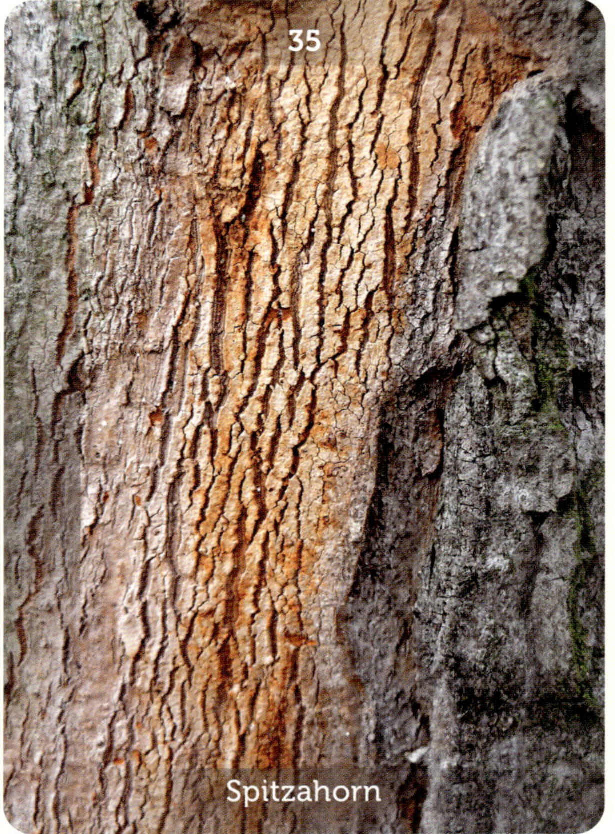
35 Spitzahorn

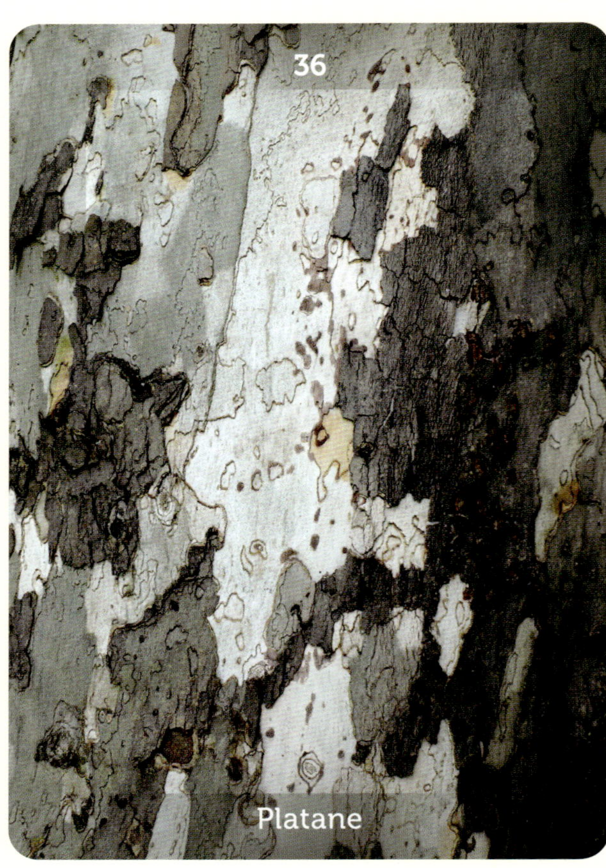
36 Platane

Die Botschaften der Bäume

Nachfolgend findet Ihr die Botschaften zu den zuvor gezeigten Rindenbildern der verschiedenen Baumarten!

1 Rotbuche – Wachstum
Du lebst in einem ständigen Wachstum.
Es gibt Zeiten, in denen Du aktiv bist und Veränderungen anstehen. Und es gibt Zeiten der Ruhe, in denen Du Dich zurückziehst, um neue Kräfte und neue Ideen zu sammeln.
Die Botschaft der Rotbuche: Wachse mit jeder Phase Deines Lebens!

2 Esche – Wärme
Die Wärme, die Dich durchströmt. Das Lebenselixier des Körpers, das Dich lebendig fühlen lässt. Die Wärme, die Dich einhüllt. Ein warmer Wind, der um Dich streicht. Sonnenstrahlen, die Du genießen kannst. Wärme vermittelt ein Gefühl der Geborgenheit und des Wohlseins, die Du in Gedanken, Worten, Berührungen ausdrücken kannst.
Die Botschaft der Esche: Spüre die Wärme in Deinem Leben!

3 Kirschbaum – Wert
Werte und Werten sind ein ganz wesentlicher Bestandteil des Lebens. Werde Dir bewusst, was ein Thema, ein Projekt, ein Gefühl oder Gedanke wert ist. Das hilft Dir, Dich zu orientieren und Dich auszurichten.
Die Botschaft des Kirschbaums: Erkenne, was für Dich wertvoll ist und was nicht!

4 Eiche – Information
Die mächtige Eiche ist fest in der Erde verankert und streckt sich zugleich mit ihren langen, starken Ästen dem Himmel entgegen. So verbindet sie das Irdische mit dem Himmlischen und erhält darüber alle Informationen. Die Eiche weiß viel. Und auch Du trägst alles Wissen in Dir.
**Die Botschaft der Eiche: Verbinde Dich mit Erde und Himmel –
und alle Informationen werden Dir zuteil!**

5 Ulme – Weg
Der Weg ist Dein Begleiter. Er ist immer da. Dieser Weg ist nicht starr und fixiert: er ändert sich, passt sich an, mäandert wie ein Fluss, geht gerade aus, um dann wieder einen Bogen zu machen. Auf Deinem Weg sammelst Du Erfahrungen und Eindrücke und entdeckst neue Möglichkeiten.
Die Botschaft der Ulme: Gehe Deinen Weg!

6 Bergahorn – Besitz
Besitz ist eine Illusion, denn alle Formen sind vergänglich. Je mehr Du am Besitz festhältst, desto starrer wird Dein Körper und Dein Wesen. Bleibe weich und flexibel. Öffne Dich dafür loszulassen, umso leichter und freier wirst Du Dich fühlen.
Die Botschaft des Bergahorns: Lass los!

7 Birke – Anfang
Die Birke steht für Anfang, Neubeginn oder auch Geburt Die Geburt eines neuen Lebens oder einer neuen Lebensphase, einer neuen Idee oder eines neuen Gedankens, eines neuen Gefühls.
Die Botschaft der Birke: Etwas Neues entsteht!

8 Schwarz-Pappel – Weite
Nur Du selbst kannst Dir Freiraum und Größe zugestehen. Die Weite ist unendlich, so wie auch Du unendlich bist. Je mehr Du Dich öffnest, desto weiter kannst Du Dich ausdehnen.
Die Botschaft der Pappel: Weite Dich mit all Deinen Sinnen!

9 Weide – Spirale
Die Spirale ist ein Symbol des Lebens und des Todes. Ein scheinbarer Kreis, der sich jedoch nie ganz schließt. Mit jedem begonnenen Leben ist auch der Tod vorgegeben. In jedem Ende liegt ein Neubeginn.
Die Botschaft der Weide: Nimm den Kreislauf des Lebens an!

10 Hasel – Netz
Die Hasel mit ihren vielen Stämmen und kleinen Zweigen ist wie ein Netz, das Dich auffängt und zum Ausruhen einlädt.
Die Botschaft des Haselstrauchs: Du wirst gehalten!

11 Tanne – Raum
Es gibt einen Raum für Dich. Überall. An jedem Ort. Wo immer Du auch bist. Dieser Raum gibt Dir Schutz und Sicherheit, ohne Dich zu begrenzen.
Die Botschaft der Tanne: Nimm Deinen Raum ein!

12 Fichte – Jungfräulichkeit
Die Jungfräulichkeit steht für das Unberührte, das Neue. Unberührt wie Du, als Du geboren wurdest. Im Laufe deines Lebens wirst Du durch Erlebnisse und Erfahrungen geprägt: das Unberührte wandelt sich. Wenn Du in Dein Herz gehst und seinem Klang lauschst, kannst Du Dich wieder mit Deiner Jungfräulichkeit verbinden.
Die Botschaft der Fichte: Fühle das Unberührte und Neue des Augenblicks!

13 Holunder – Reinigung
So wie Dein physischer Körper wünscht sich auch Dein Energiekörper von Zeit zu Zeit eine Reinigung. Reinigung von Gedanken und Gefühlen, die Dich belasten. Dabei darfst Du Dich verwundbar und offen zeigen. Alles was ist, darf jetzt da sein.
Die Botschaft des Holunders: Achte auf die Reinigung Deines Selbst!

14 Quittenbaum – Tropfen
Jeder noch so kleine Tropfen positiver Energie, jeder noch so kleine positive Impuls bringt Dich ein Stück weiter. Jeder noch so kleine Tropfen ist unendlich viel wert. Alle kleinen Tropfen zusammen genommen ergeben einen Bach, einen Fluss oder sogar ein Meer.
Die Botschaft des Quittenbaums: Erkenne das Göttliche in den kleinen Dingen des Lebens!

15 Kastanie – Geselligkeit
Menschen treffen sich und sind gerne in Gesellschaft, eine Feier des Lebens. Die Gemeinschaft macht Dich stark und ist eine wichtige Basis für Dein Leben.
Die Botschaft der Kastanie: Umgib Dich mit Menschen, die Dir am Herzen liegen!

16 Winter-Linde – Gewissheit
Wenn Du Dir Deinen eigenen Wurzeln, Deinem Ursprung bewusst bist, gibt Dir dies Kraft und Sicherheit. Diese Gewissheit lässt Dich frei werden von äußeren Erwartungen und Zwängen.
Die Botschaft der Winter-Linde: Du hast die Gewissheit, dass alles gut ist, wie es ist!

17 Ginkgo – Sammeln
Das Sammeln von Erinnerungen, Gefühlen und materiellen Dingen vermittelt Dir ein subjektives Gefühl von Sicherheit. Du musst nichts anhäufen, denn alles wird Dir im richtigen Moment gegeben.
Die Botschaft des Ginkgos: Mach Dich frei vom Bedürfnis des Ansammelns, es ist alles da!

18 Grau-Pappel – Frieden
Frieden im Innern, Frieden im Außen. Keine Wünsche, keine Gedanken, keine Gefühle. Sein. Bewusstsein. In Frieden sein. Du nimmst wahr ohne zu werten, ohne Gedanken oder Gefühle. Du bist. Vollkommen. Die Erfüllung Deines Lebens.
Die Botschaft der Grau-Pappel: Sei willkommen im Frieden und lächle!

19 Thuja – Bündelung
Bündelung der Kraft, der Gedanken, der Emotionen. Was am Anfang wie eine Anzahl loser Fäden erscheint, wird dadurch zu einem starken Strang. Mit gebündelter Kraft fokussierst Du Dein Ziel.
Die Botschaft der Thuja: Konzentriere Dich auf das Wesentliche in Deinem Leben!

20 Vogel-Kirsche – Genuss
Die rote, runde Frucht. Die Süße der Kirsche. Das saftige Gefühl im Mund. Du schmeckst, Du riechst, Du erfährst mit allen Sinnen. Dieser Genuss und dieser Reichtum lösen Glücksgefühle aus.
Die Botschaft der Vogel-Kirsche: Genieße das Leben mit all Deinen Sinnen!

21 Feldahorn – Verbindung
Der Feldahorn lehrt Dich, in Verbindung zu gehen. Über Gesten, über Gedanken oder durch Berührung. Jede Form der Verbindung bringt Dich ein Stück näher zu Dir selbst. Wenn Du Dich dem Anderen mit Deinen Gefühlen, Deinen Gedanken und Worten öffnest, zeigst Du Dich so, wie Du bist: natürlich und authentisch.
Die Botschaft des Feldahorns: Verbinde Dich in Offenheit und zeige, wer Du bist!

22 Sommer-Linde – Kugel
Die Kugel symbolisiert die Ganzheit, die Harmonie. Ob schillernd oder matt, ob bunt oder einfarbig, die Kugel ist immer eine Einheit. Ganz unabhängig davon, ob sie sich schnell oder langsam bewegt, sich in verschiedene Richtungen dreht, das Wesen der Kugel verändert sich nicht.
Die Botschaft der Sommer-Linde: Betrachte Dich in Deiner Ganzheit!

23 Hainbuche – Sprung
Im Sprung zeigt sich Lebensfreude, Kraft und Anmut. Einen Sprung zu wagen ist aufregend und schön. Auch wenn Du nicht immer weißt, wo Du landen wirst, ist diese Erfahrung eine Bereicherung. Sprünge lassen Dich dem Himmel näher kommen und Du wächst ein Stück über Dich hinaus.
Die Botschaft der Hainbuche: Wage Deinen Sprung!

24 Walnuss – Erkennen
Erkennen durch Bewusstsein. Bewusst werden. Erkennen heißt, die eigene Essenz zu fühlen, zu sehen, zu wissen. Erkennen heißt auch, andere in ihrem Kern wahrzunehmen.
Die Botschaft des Walnussbaums: Erkenne die Göttlichkeit in Dir und in jedem Wesen!

25 Kiefer – Fülle
Dein Leben, Deine Kraft, Deine Gedanken, Deine Emotionen. Die Erde unter Deinen Füßen, die Luft zum Atmen. Wenn Du liebevoll und dankbar anerkennst, was Dir in jedem Moment zur Verfügung steht, dehnst Du die Fülle in Deinem Leben aus.
Die Botschaft der Kiefer: Lebe die Fülle!

26 Birnbaum – Licht
Ohne Licht gibt es keine Dunkelheit, ohne Dunkelheit kein Licht. Du kannst Dich dem Licht zuwenden oder Du wendest Dich ab, um Deine Schattenseiten zu betrachten. Das Licht ist immer da. Du hast das Licht in Dir und kannst es immer durch Dich scheinen lassen.
Die Botschaft des Birnbaums: Verbinde das Licht Deiner Seele mit Deinem Körper!

27 Erle – Freundlichkeit
Die Freundlichkeit ist wie die Sonne, die in Dein Herz scheint, Dir Freude macht und Dein Innerstes leuchten lässt. In dem Wort Freundlichkeit findet sich ebenso das Wort Freund. Erlen wachsen gerne entlang von Bachläufen. Wie gute Freunde begleiten sie den Fluss Deines Lebens.
Die Botschaft der Erle: Die Freundlichkeit ist Dein Wegbegleiter!

28 Robinie – Anpacken
Anpacken bedeutet greifen. Etwas wird greifbar oder begreifbar. In dem Du verstehst, kannst Du aktiv werden und handeln.
Die Botschaft der Robinie: Jetzt ist die Zeit anzupacken!

29 Lärche – Umhüllung
Umhüllung erlaubt die Einkehr in Dich selbst, ein Moment der Besinnlichkeit und des Rückzugs. Du fühlst Dich geborgen und lauschst Deiner inneren Stimme.
Die Botschaft der Lärche: Umhülle Dich mit wohltuenden Gedanken und Gefühlen!

30 Eberesche – Vielfalt
Du kannst mit verschiedensten Gedanken spielen, kannst unterschiedlichste Gefühle wahrnehmen. Das Leben ist vielfältig und bunt. Es ist ein Geschenk, diese Vielfältigkeit zu leben und zu erfahren, denn jede Erfahrung bringt Dich ein Stück weiter.
Die Botschaft der Eberesche: Lebe die Vielfalt!

31 Zwetschgenbaum – Vater
Der Vater steht für Kraft, Klarheit und Struktur. Er gibt Dir wichtige Impulse, voranzuschreiten und Dich zu behaupten, Dich durchzusetzen und Dinge zu Ende zu bringen.
Die Botschaft des Zwetschgenbaums: Manifestiere die männliche Kraft in Deinem Leben!

32 Apfelbaum – Spitze
Die Spitze eines Pfeils, die in den Himmel zeigt, scheint in die Unendlichkeit zu zielen. Dorthin, wo es keine Trennung gibt, wo alles eins ist. Sie weist Dir den Weg zu Deinem höheren Selbst im Streben nach dem Einssein.
Die Botschaft des Apfelbaums: Richte Deine Aufmerksamkeit auf Dein höheres Selbst!

33 Mammutbaum – Zuhause
Wo Du auch bist, Deine Familie und Deine Kultur sind immer ein Teil von Dir. Diese Verbindung gibt Dir Sicherheit und Schutz.
Die Botschaft des Mammutbaums: Du bist überall zuhause!

34 Eibe – Mutter
Die Mutter steht für das Nährende, Behütende, Weiche in Dir. Wenn Du Dir erlaubst, Dich dem hinzugeben und diesen Teil von Dir zu leben, bist Du in Deiner Mitte. Diese Weichheit geht jedoch verloren, wenn Du glaubst, nach außen hin stark und hart auftreten zu müssen.
Die Botschaft der Eibe: Nimm die mütterliche Seite in Dir an!

35 Spitzahorn – Bescheidenheit
Wenn Du vom Herzen aus bescheiden bist, übst Du Dich in Demut. Du weißt zu schätzen, was Du in diesem Augenblick hast. Du bist zufrieden.
Die Botschaft des Spitzahorns: Übe Dich in Bescheidenheit!

36 Platane – Grün
Grün ist die erste Farbe, die Du im Frühling wahrnimmst. Grün ist die Farbe der Natur, des Lebens, der Heilung. Sie symbolisiert Neuanfang und Hoffnung.
Die Botschaft der Platane: Gehe hinaus in die Natur und empfange heilendes Grün!

Anmerkung
Die Rückseite der Karten zeigt eine Spirale, die aus den Rindenbildern der 36 Karten zusammengesetzt ist. Die Erscheinungsfomen von Rinden sind erstaunlich, nicht?! Manchmal hat man das Gefühl, eine Landschaft zu erblicken, eine Gesteinsformation oder auch ein fantasievolles Muster.
Jedem Baum habe ich zudem eine Ziffer zugeordnet. Die Zahlensymbolik hinter den Ziffern entspringt teilweise der Numerologie, andere wiederum habe ich kinesiologisch ausgetestet. Dies verleiht den Karten eine weitere Bedeutung und Kraft.

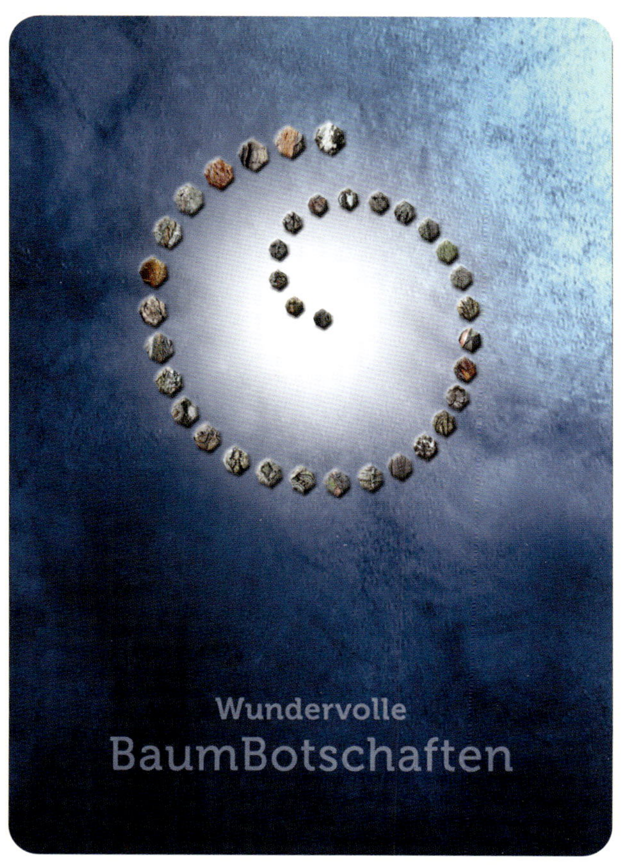

Eiche – Quell der Kraft und Ausdauer

Wer einmal am Fuße einer mehrere hundert Jahre alten Eiche stand kann die Ehrfurcht und Liebe verstehen, welche schon unsere Urahnen diesen mächtigen Riesen entgegenbrachten. Ihre ausladende, knorrige Gestalt hat etwas Urwüchsiges, Wildes und Ungezähmtes. Und doch vermittelt sie auch Wärme und Geborgenheit.

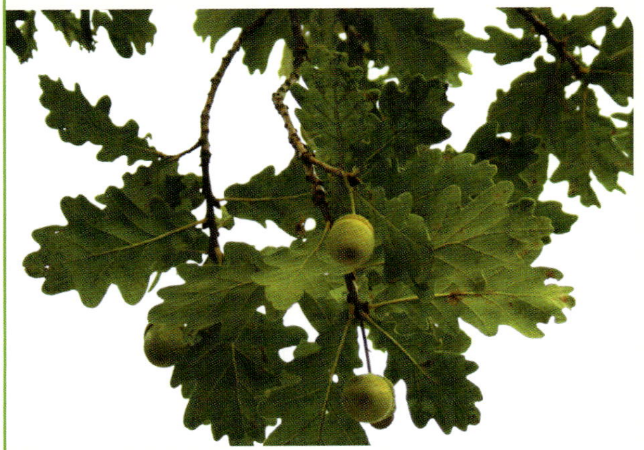

In der Geschichte finden wir die Eiche in vielen Kulturen und Religionen wieder. Der Sitz großer Götter, vor allem der Wetter- und Donnergötter, wird ihr nachgesagt: Donar (Thor) bei den germanischen Völkern, Jupiter bei den Römern, Zeus bei den Griechen und Tanaris bei den Kelten.
Die Eiche hat tatsächlich einen Bezug zu Gewittern, denn sie wächst gerne auf unterirdischen Wasseradern und hat gleichzeitig einen außergewöhnlich hohen elektrischen Fluss. Darum wird sie häufiger vom Blitz getroffen als andere Bäume. Das ist wohl auch der Grund, warum Eichen so gut wie nie als Hausbaum anzutreffen sind.

Die Eicheln nutzte man früher für die Schweinemast. Meine Großmutter erzählte zudem vom ›Muckefuck‹, den gerösteten und gemahlenen Eicheln, welche als Kaffeeersatz in Notzeiten dienten.

Die keltischen Druiden – übersetzt bedeutet Druide ›Eichenweiser‹ – schnitten die heilkräftigen Misteln übrigens ausschließlich von Eichen, den heiligsten und heilkräftigsten aller Bäume. Dass die Eiche so manches zu heilen vermag verdankt sie einer Vielzahl an Pflanzenstoffen, die sich u. a. in ihrer Rinde verbergen. So kann sie zum Beispiel blutstillend wirken, bei Bakterien-, Viren- und Pilzbefall sowie bei übermäßiger Schweißbildung helfen. Als Nahrungspflanze war sie noch im vergangenen Jahrhundert begehrt. In Notzeiten griff man auf ihre Blätter als Gemüseersatz zurück. Der innen liegende Teil der Rinde wurde zu Mehl verarbeitet. Was mich dazu bewogen hat, diesen Artikel zu schreiben, ist eine ganz eigene, persönliche Erfahrung mit einer sehr alten Eiche, die ich gerne mit Euch teilen möchte.

Der Eiche werden im Allgemeinen die Attribute Stärke und Ausdauer, als typisch männliche Eigenschaft, zugesprochen. Nun hatte ich vor einiger Zeit vermehrt das Bedürfnis, mich bei Eichen aufzuhalten, und fragte mich, was mir dies sagen solle. Fehlten mir Stärke und Ausdauer? Nachdem ich ein paar mal darüber sinniert hatte und nicht weiter kam, ging ich zu dieser sehr betagten, ehrwürdigen Eiche, und stellte ihr genau diese Frage. Und etwas Erstaunliches passierte: zuerst fand ein regelrechter Gedankensturm in mir statt, Ängste stiegen auf und ich fühlte mich wie von innen nach außen gestülpt. Plötzlich hatte ich den Eindruck, dass ich mich selbst von außen betrachten konnte. Ich sah mein Gefühls- und Gedankenchaos mit gewissem Abstand, beinahe unbeteiligt, an. Dieses Chaos kam mir bekannt vor. Denn vor einigen Jahren konnte ich noch nicht meinem Herzen lauschen, meine Gedanken beherrschten sowohl mich als auch mein Tun. Im Laufe der Zeit hatte ich gelernt, mehr und mehr ins Herz zu gehen und von dort aus zu handeln. Immer, wenn mich nun Ängste ›übermannten‹, ging ich ins Herz, und sofort fühlte ich mich ruhiger, sicherer. Das Gefühls- und Gedankenchaos löste sich förmlich auf.
In diesem Moment verstand ich die Botschaft der Eiche: Bleibe ausdauernd und kraftvoll darin, vertrauensvoll deinen eigenen Weg zu gehen! Ich wünsche Euch viele dieser mächtigen Baumriesen auf Eurem Wege, die Euch in Momenten der Zweifel und Unsicherheit Kraft, Ausdauer und Vertrauen vermitteln können!

Die Weide und die Emotionen

Weidenkätzchen haben mich schon immer fasziniert! Sie sind eine Erinnerung an meine Kindheit – durch Wiesen und Wälder zu streifen, in Gebüschen zu sitzen, Kätzchen zu pflücken und sie an meiner Backe zu reiben. Auch heute noch kann ich diesem Reiz, ein Kätzchen zu nehmen, es zu streicheln und an meiner Wange zu reiben, selten widerstehen: sofort kommt das Gefühl der Freiheit, der Unbeschwertheit zurück.

Die Kinder unserer Vorfahren haben sicher auch das kuschelig weiche der Weidenkätzchen zu schätzen gewusst. Ihre Eltern sahen aber in der Weide etwas anderes: Sie war u. a. ein wichtiger Lieferant zur Herstellung von Körben. Der Korbmacher war ein gefragter Mann, welcher die Dörfer mit Körben für die Handwerker und die Haushalte versorgte. Auch für Fachwerkhäuser war die Weide gefragt: man wand die Äste zu einem Geflecht und füllte damit die Fächer zwischen den Holzbalken aus. Der Verputz mit Lehm vervollständigte dann den ›Innenausbau‹. Strohdächer, aus Strohbündeln, gefertigt, wurden ebenfalls mit Weidenruten gedeckt. Die Winzer banden die Reben anstatt mit Draht mit Weidenruten fest. Und die Ärmeren der Bevölkerung schnürten ihre Schuhe mit jungen Weidenzweigen.

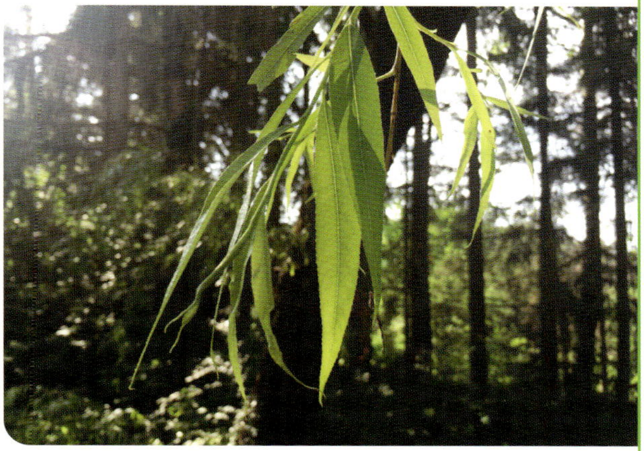

In der Mythologie ist die Weide einer der widersprüchlichsten Bäume. Sie umgibt der Hauch des Todes. Der Todesgott der Germanen, Viddharr, wohnte im Weidengebüsch. In der antiken griechischen Vorstellung war die Weide vom Todeshauch umgeben. Die alten Griechen maßen ihr jedoch eine doppelte Bedeutung zu. Neben dem Tod symbolisierte sie auch das junge, sich entfaltende Leben und die Geburt. Mit ihrer ungezügelten Lebenskraft zählte die Weide zu den Attributen Demeters, der Göttin des Ackerbaus und der Fruchtbarkeit. Interessant auch sind Funde aus der Shang-Dynastie, welche bis ins 16. Jhdt. v. Chr. zurückreichen. In Orakelknochen fand man Schriftzeichen für die Weide eingeritzt. Dieses Schriftzeichen ist auch heute noch gültig: ›Qi‹, was sowohl für den Lebensatem als auch für Weide steht.

Als Ufer- und Hangbefestigung sowie bei Errichtung von Zäunen fand die Weide ebenfalls ihren Einsatz.

Ich bin immer wieder fasziniert von der Weide, die vielen Geschichten und Mythen, die um sie ranken, die widersprüchlichen Gefühle, die sie in uns heraufbeschwören kann. Als ich einmal zu Besuch bei meiner Lieblingsweide war, merkte ich, dass sie eine Sehnsucht nach Vergangenem in mir auslöste. Ich dachte an meine Eltern, die ich vermisse, und damit verbunden an eine unbeschwerte und fröhliche Kinderzeit. Ich fühlte eine Traurigkeit in mir aufsteigen, und Tränen flossen. Das Erstaunliche war dann jedoch die Wandlung, die ich in mir fühlte. Durch meine Tränen kam etwas in Fluss, ein Lösen und Erlösen. Wie ich so am Fuße der Weide saß und in den Fluss schaute, wurde mir plötzlich ganz leicht, als würden alle Sorgen mit dem Wasser davongetragen. Alles war ruhig, in mir und um mich herum.

Das war die Botschaft, die ich durch die Weide empfand. Alles ist ein Kommen und Gehen, wir Menschen, alle Lebewesen, und damit verbunden auch alle Gefühle und Erfahrungen. Wenn wir es zulassen, dies anzunehmen, fühlen wir uns befreit und leicht. Ich wünsche auch Euch erfüllende und befreiende Erlebnisse mit und bei der Weide.

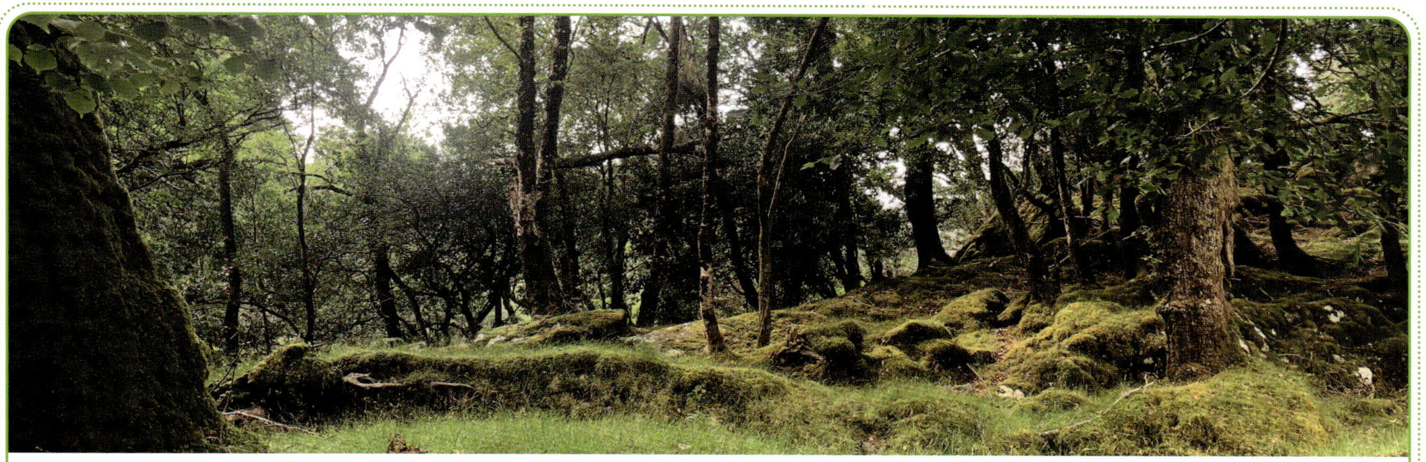

Pflanzenseelen

Devas und Dryaden – den Weisheiten der Pflanzen lauschen

Bei dem Thema Pflanzenseelen fällt mir der Einstieg etwas schwer. Denn so viel könnte ich über meine Erfahrungen mit Devas und Dryaden erzählen. Aber diese Erfahrungen sind sehr individuell, genauso individuell, wie jeder von uns Pflanzen wahrnimmt.
Während ich an meine ersten Berührungen mit Pflanzenseelen zurückdenke kommt mir ein schöner Satz von Rudolf Steiner, dem bekannten Anthroposophen, in den Sinn: ›Drei Schritte tue nach innen, dann den (einen) nach außen‹. Dies war auch mein Weg. Indem ich mich bewusst nach innen, zu mir selbst, richtete, fand ich den Zugang zuerst zu mir, danach zu den Pflanzen.

Es ist sicher kein Zufall, dass in vielen Religionen die Meditation eine wichtige Rolle spielt. Meditation vom lateinischen ›meditatio‹ bedeutet nachdenken, nachsinnen, überlegen. Der Hintergrund ist, dass man durch Achtsamkeits- oder Konzentrationsübungen den Geist beruhigt, sammelt und klärt.
Die dadurch erreichten Bewusstseinszustände werden auch als Stille, Leere, Einssein, im Hier und Jetzt sein oder als ›frei von Gedanken‹ beschrieben. Ist man in diesem Zustand, ist die geistige Verbindung zur Pflanze sofort und uneingeschränkt möglich.

Wenn man das Wort Meditation in seiner o. g. Bedeutung sieht, das Nachdenken oder Nachsinnen, möchte ich in diesem Zusammenhang an die Signaturenlehre, einem Kapitel in meinem Buch ›Heilpflanzenkunde‹ erinnern. Diese geschichtsträchtige Art, Pflanzen in ihrer Wirkungsweise zu erkennen, ermöglicht uns eine intensive Verbindung mit der Pflanze, welche einem Einssein mit ihrem Wesen nahe kommt.

Es gibt verschiedene Möglichkeiten der Kontaktaufnahme mit Pflanzen. Da es für viele, auch für mich, oft schwer ist, in einen ›frei-von-Gedanken-Zustand‹ zu kommen, nutze ich andere Formen.
Die o. g. Signaturenlehre ist eine Möglichkeit, das Spazieren gehen eine andere. Gerade durch das ›Alleine Sein‹ in der Natur ohne besonderes Ziel oder einem sportlichen Anspruch bekomme ich die schönsten Begegnungen und bewegendsten Kontakte mit Bäumen – und natürlich auch Kräutern – geschenkt.

Bedeutung der Wörter Deva und Dryade

Das Wort Deva kommt aus dem Sanskrit und ist eine indische Bezeichnung für die ›Gott dienenden‹ Götter, ›die Himmlischen‹ oder ›die Leuchtenden‹. Sie sind überirdische Wesen, die vor allem im Hinduismus und Buddhismus eine Rolle spielen.
Dieser Name wird mittlerweile immer öfter für die Bezeichnung von Pflanzenwesen im Allgemeinen verwendet, was unter anderem dem bekannten Kulturanthropologen und Ethnobotaniker Dr. Wolf-Dieter Storl zu verdanken ist. Auch Flower A. Newhouse, eine bekannte Mystikerin, spricht von den Devas der Natur.

Dryaden hingegen sind Baumgeister in der Griechischen Mythologie, genauer gesagt sind sie die Seelen der Eichen. Das griechische Wort ›drys‹ bedeutet ›Baum, Eiche‹. Der Begriff Dryade wurde im Laufe der Zeit für die Seelen auch anderer Baumarten verwendet.

Manche Menschen sprechen sowohl für Kräuter- als auch Baumseelen von Devas. Ich selbst empfinde diesen wörtlichen Unterschied – Deva für die Seele von Kräutern und Dryade für die Seele von Bäumen – eindeutiger, deshalb habe ich sie in meinen Sprachgebrauch übernommen.
Die Devas und Dryaden des Pflanzenreiches sind lichtvolle Wesen, die ich als die Seelen der Pflanzen bezeichnen möchte.
So wie auch wir eine Seele haben, die unsterblich ist und nur für einen Moment (ein Menschenleben) an unseren Körper gebunden ist, so haben auch Pflanzen eine Seele, das Licht des Göttlichen.

Ich nehme Pflanzen sowohl als Individuum als auch als einen Teil des Ganzen wahr, was meinem Weltbild entsprechend gleichfalls auf uns Menschen zutrifft. Wir Menschen sind hier auf der Erde einzigartig, jeder für sich etwas Besonderes. Aber ›im Himmel‹ oder auf der Ebene des Göttlichen sind wir alle verbunden. Hier gibt es in meinen Augen keine Trennung sondern nur das pure Sein, eine große Einheit.
So fühlen sich für mich auch die Pflanzenwesen, jedes für sich, als eine individuelle Persönlichkeit an. Aber in der Grundschwingung sind alle zusammengenommen wie eine große Wesenheit, eine Ur-Energie.
Manchmal werden Devas bzw. Dryaden im Sinne von ›Hüter des Naturreiches‹ verwendet, also lichtvolle Wesen, welche Tiere, Gewässer und Mineralien ›beseelen‹.

In verschiedensten Kulturen galten die Pflanzen früher als Mittler zum Göttlichen, als Chance, uns mit ›dem Ganzen‹, ›der Schöpfung‹ zu verbinden. Wir können auch heute noch andocken an die unerschöpfliche Quelle von Wissen und Weisheit der Natur.
Die Begegnung mit einer Pflanzenseele wurde bzw. wird mit Bewusstseinserweiterung und Selbsterkenntnis beschrieben.
Ich kann dies bestätigen und bin immer wieder erfreut, überrascht und von Erfurcht erfüllt, welch' tiefe Weisheit aus Pflanzen zu uns sprechen kann. Mein Leben hat sich dadurch entscheidend verändert und in einem Maße bereichert, was jenseits meiner Vorstellungskraft lag!

Letztendlich darf hier jeder für sich fühlen und prüfen, was stimmig ist und was nicht. Eines ist gewiss: Wenn wir den Pflanzen ganz nahe sind und uns ihnen von unserem Herzen her öffnen, können wir ihre Ausstrahlung wahrnehmen, ihre Energie. Wir kommen zur Ruhe, finden zu uns, und fühlen uns danach wieder frisch und lebendig. Was für eine wundervolle Kraft!

Was hat es mit den Dryaden-Hölzern auf sich?

Vielleicht habt Ihr bereits auf meiner Website die Dryaden-Hölzer entdeckt. Mit diesen Dryaden-Hölzern bietet sich Euch die Möglichkeit, leichter Kontakt zu den Dryaden der Bäume zu bekommen. Es ist hierbei nicht ausschlaggebend, aus welchem Holz die Dryade gefertigt ist bzw. mit welcher Dryadenenergie das Holz beseelt ist. Den Zugang zu den Dryaden aller Bäume erhaltet Ihr mit jedem Holz gleichermaßen.
Welches Dryaden-Holz letztendlich für Euch das Richtige ist, hängt von Eurer derzeitigen Lebenssituation, Zielausrichtung oder der bevorstehenden Herausforderung ab.

Wie kommt die Dryade in das Holz?

Dryaden können ein identisches Doppel von sich erzeugen, welches dann im Dryaden-Holz gespeichert wird. Ich bitte die jeweilige Baumdryade darum, mir ihre ›Energie‹, ihre ›Weisheit‹ zur Verfügung zu stellen. Die Dryaden-Hölzer stehen anschließend mit ihrem ›Ursprungsbaum‹ in Verbindung.

Warum eine Dryade (tragen)?

Dryaden unterstützen uns dabei, unser Potenzial zu entdecken und es zu leben. Durch das Tragen von Dryaden werden wir spürbar bewusster! Sie helfen uns dadurch bei der Auflösung unserer körperlichen, emotionalen und seelischen Probleme – unsere Selbstheilungskräfte werden aktiviert und gestärkt.

Mein Leben hat sich durch die Dryaden und Dryaden-Hölzer maßgeblich verändert – es ist, als hätte ich ein zweites, freudvolleres und bewussteres Leben bekommen. Dafür bin ich einfach nur dankbar!

Es gibt vielerlei Formen der Kontaktaufnahme mit Pflanzenwesen. Und manch eine/r von Euch möchte vielleicht einfach nur unter einem Baum sitzen, die Nähe des grünen Riesen genießen und dem Rauschen seiner Blätter lauschen.
Oft findet man am Fuße der Bäume kleine Geschenke, Blätter, Nadeln, Früchte (wie z. B. Eicheln, Bucheckern oder Zapfen) oder auch ein Stück Rinde. Nehmt es mit, gebt ihm einen schönen Platz oder tragt es in der Hosentasche – und lasst Euch überraschen!

Wir werden täglich durch Mutter Natur beschenkt, jeder auf seine Weise!

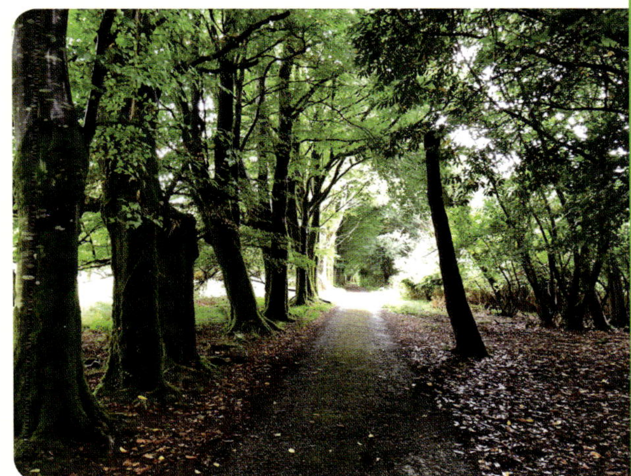

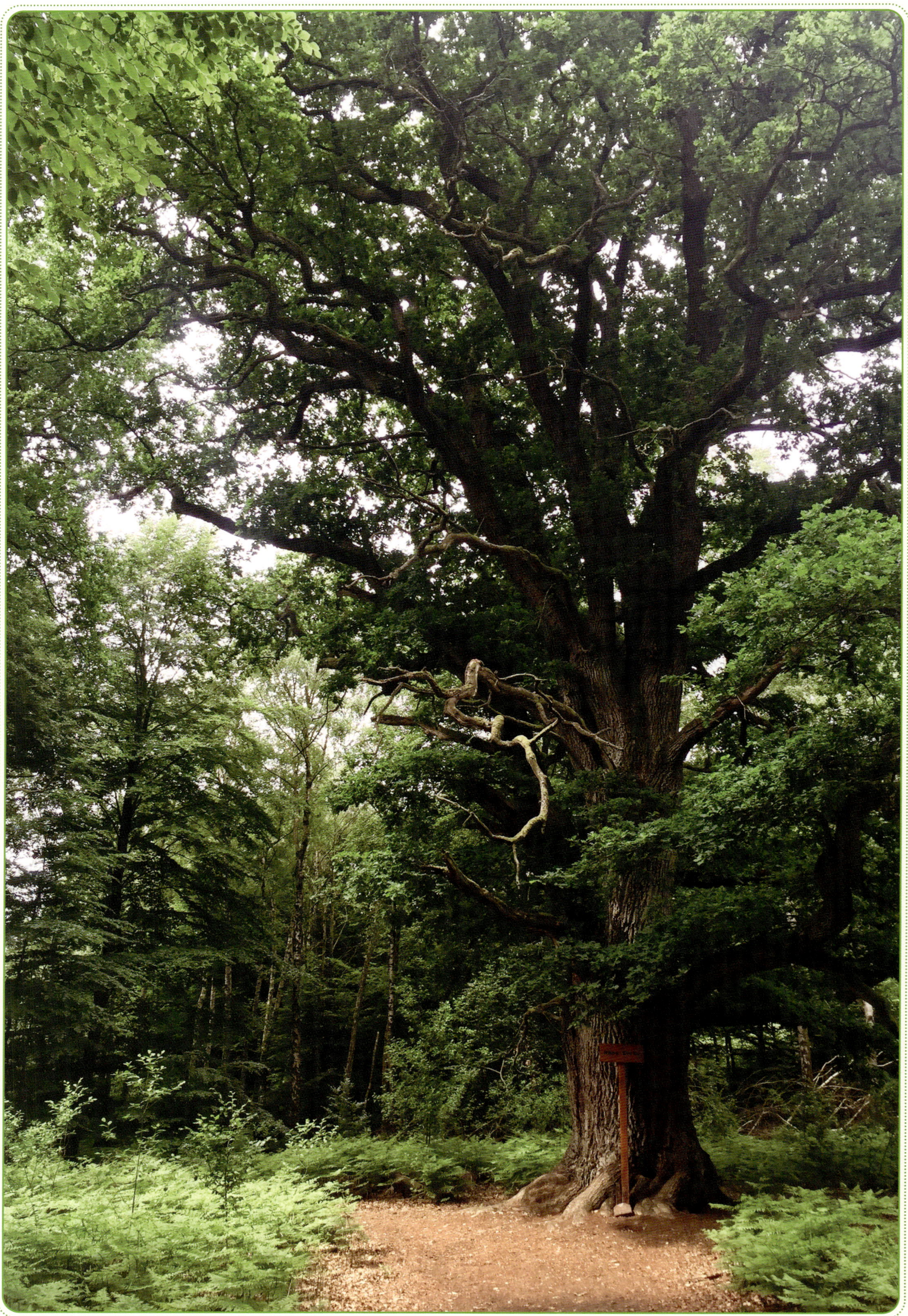

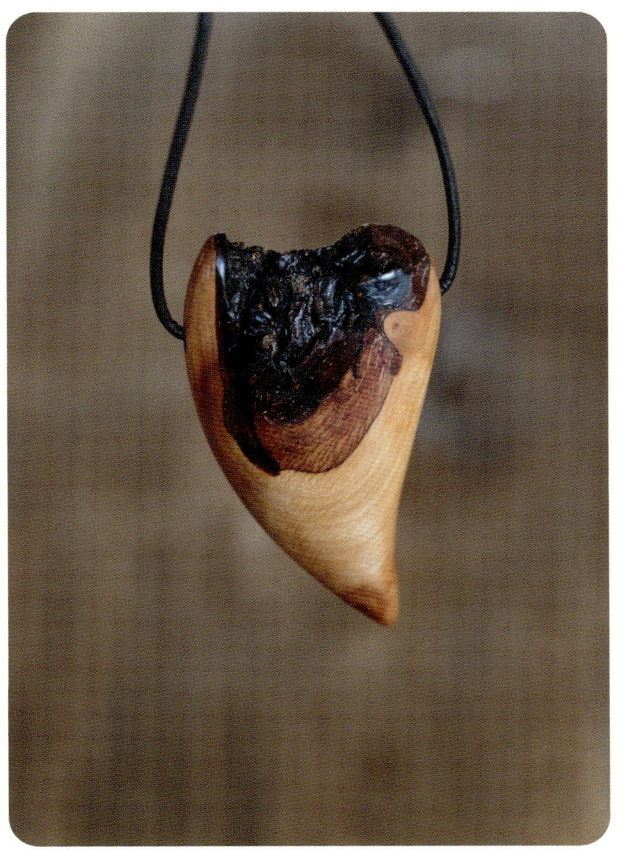

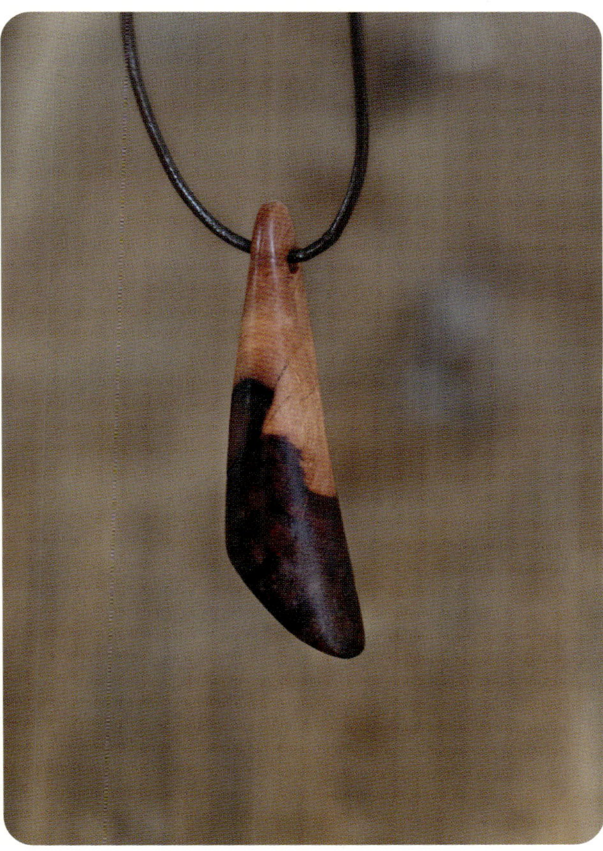

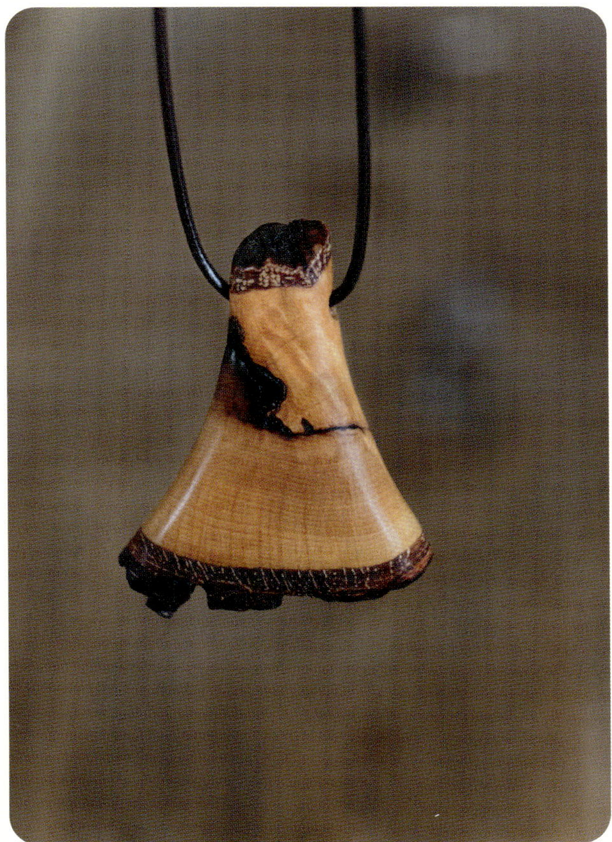

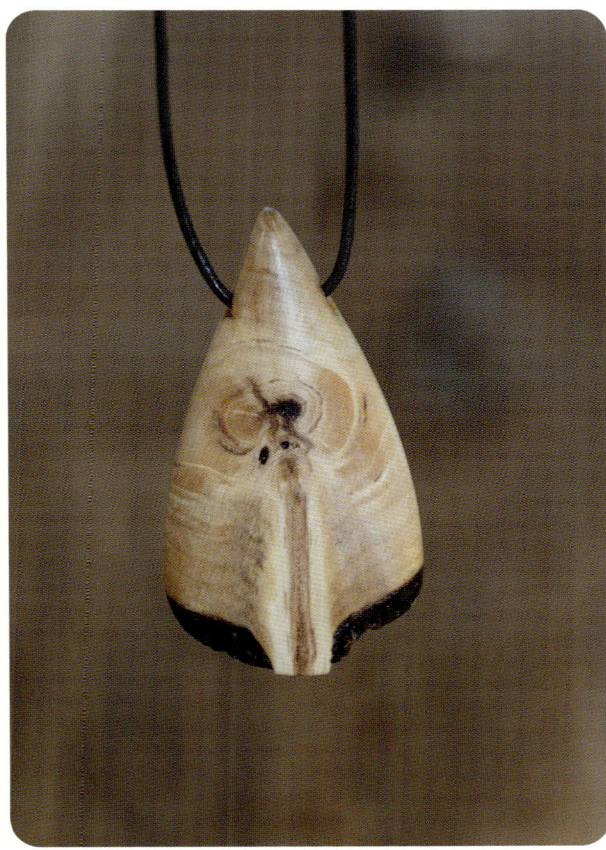

Dryaden-Hölzer von links oben nach rechts unten: Erle, Weißdorn, Erle, Fichte

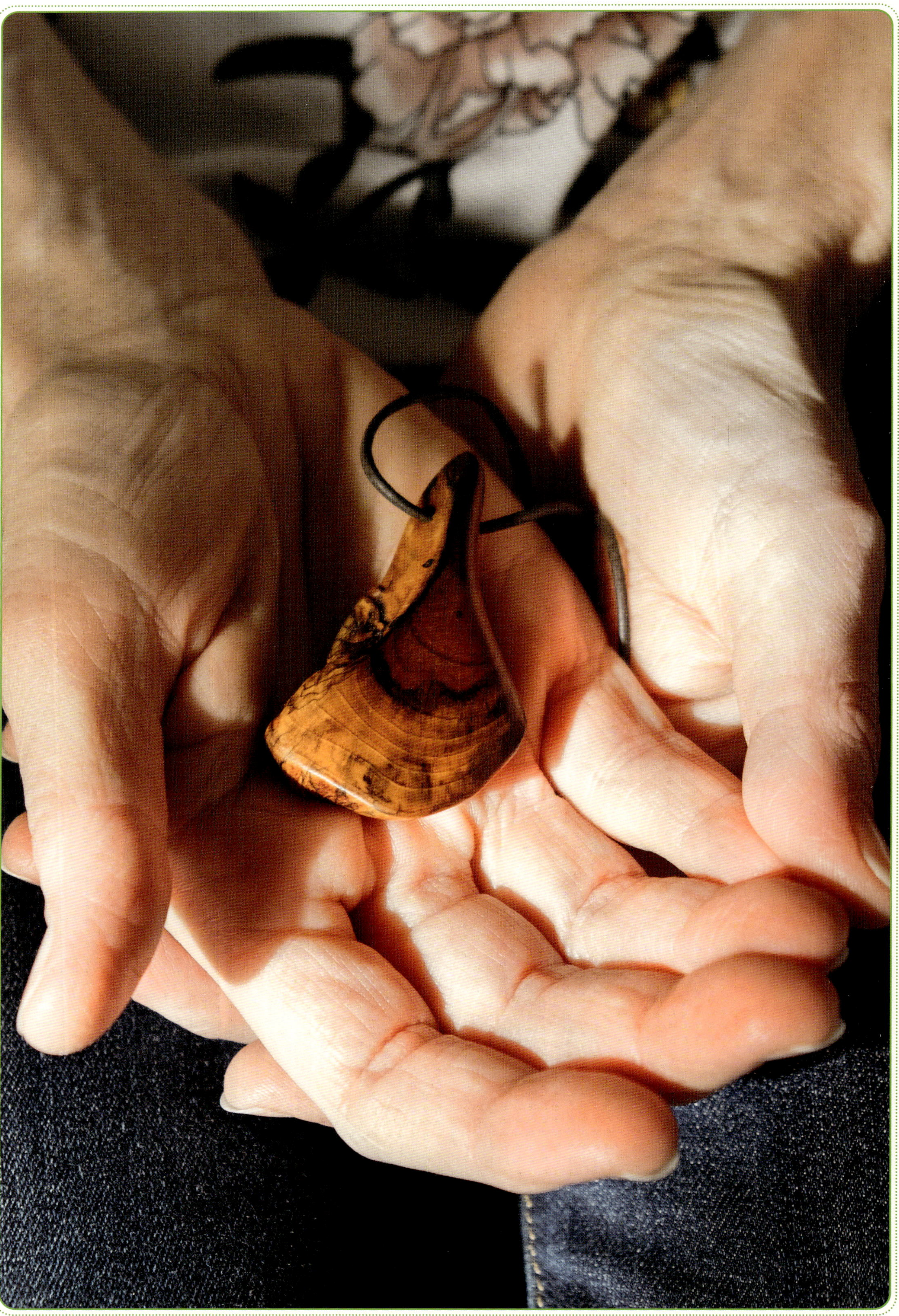

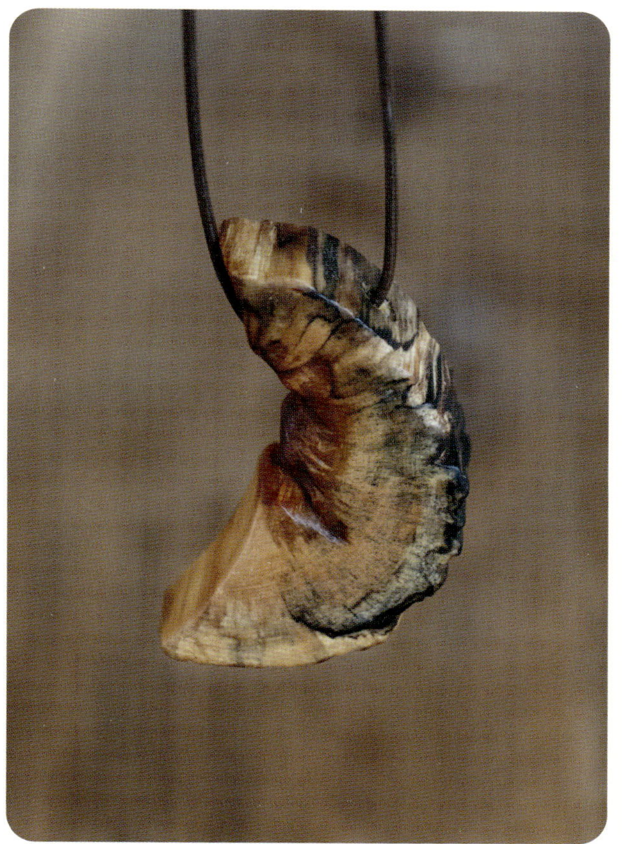
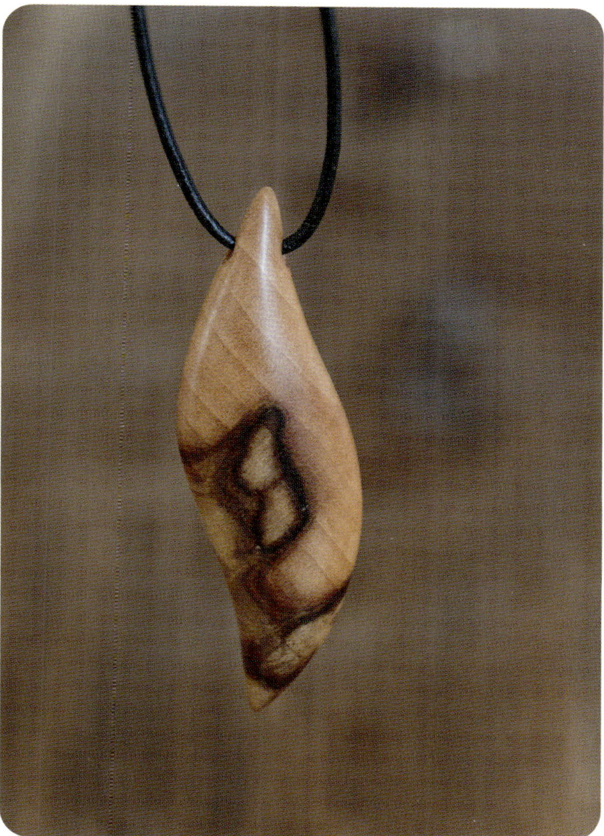
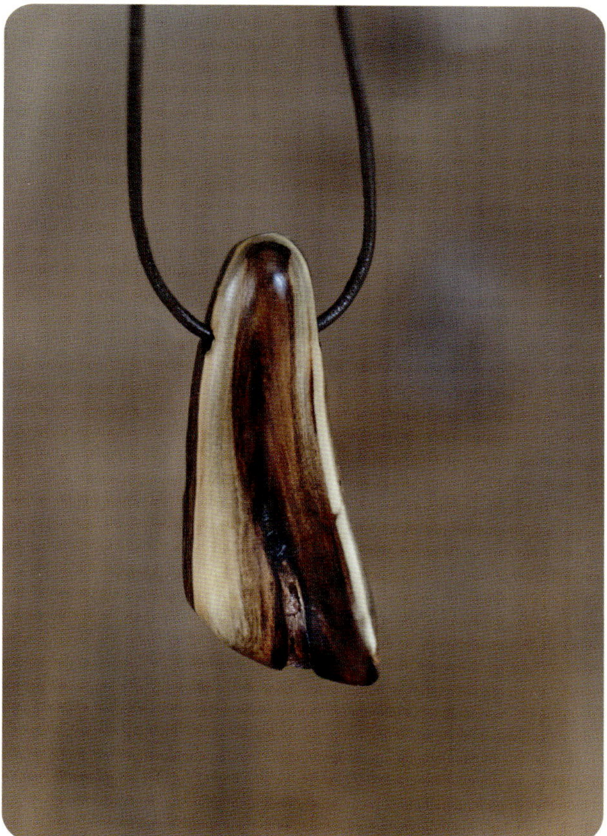
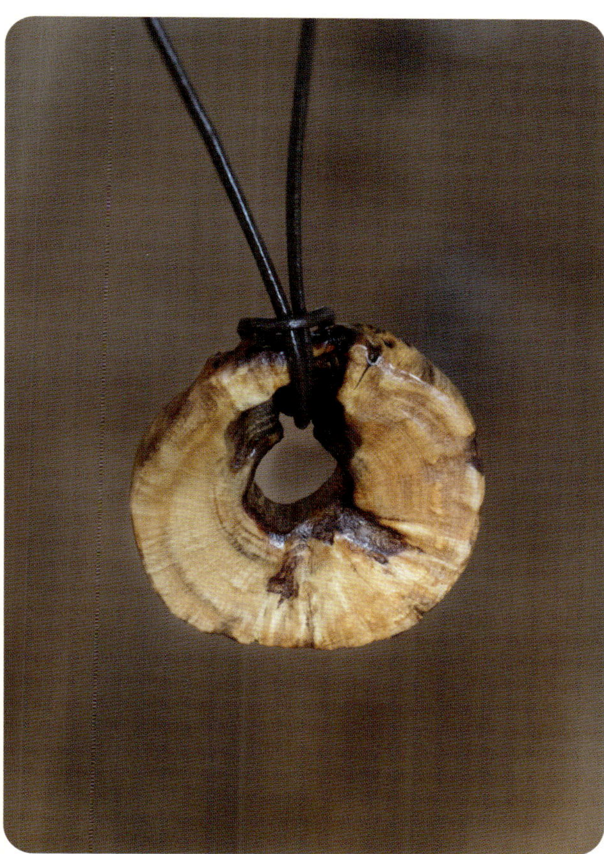

Dryaden-Hölzer von links oben nach rechts unten: Rosskastanie, Linde, Schwarzpappel, Weide
Großes Bild links: Eibe

Die Rotbuche – und warum man sie suchen sollte

Vor Eichen sollst du weichen, die Weiden sollst du meiden.
Zu den Fichten flieh mitnichten, Linden sollst du finden,
doch die Buchen musst du suchen!

Johannes Gutenberg, der Erfinder des Buchdrucks, soll die ersten Buchstaben aus dem harten, aber leicht zu bearbeitenden Holz der Rotbuche herausgeschnitten haben.

Dass diese alte Volksweisheit bei Gewitter nicht unbedingt zuträglich ist wissen wir heute. Denn ein hoher Baum, egal welcher Art, bietet ein gutes Ziel für einen niedergehenden Blitz. Alleinstehende Bäume sind besonders gefährdet. Doch der letzte Satz ›die Buchen musst du suchen‹ hat für mich mittlerweile in einem ganz anderen Zusammenhang an Bedeutung gewonnen. Immer, wenn ich in eine kreative Talsohle gelange, gehe in den Wald und suche mir eine Buche. Denn ich habe festgestellt, dass Buchen nicht nur Körper und Geist kühlen sondern auch Ruhe und Konzentration fördern.

Die Rotbuche (Fagus sylvatica) ist uns Menschen auf dem europäischen Kontinent seit jeher vertraut. Sie hat sich besonders gut auf das mitteleuropäisches Klima angepasst. Ihre glatte, auch im Alter jungfräulich bleibende, Rinde lädt zum Malen und Schreiben ein. Schaut einmal, wenn Ihr durch den Wald geht, in welche Bäume Grüße und Liebesbekenntnisse eingeritzt sind. Es sind so gut wie immer Rotbuchen! Die Verbundenheit der Menschen zur Rotbuche ist tatsächlich sehr innig und vielfältig. Ihr Holz hat einen hohen Brennwert, weshalb sich auch schon unsere Vorfahren an einem guten und lang anhaltendem Feuer mit starker Glut erfreuen konnten. Buchenasche mit lauwarmem Wasser übergossen, über Nacht stehen gelassen, wurde am folgenden Tag abgeseiht. Diese Lauge verwendete man zur Reinigung von Böden sowie von Holzgefäßen, die zur Aufbewahrung von Speisen dienten.

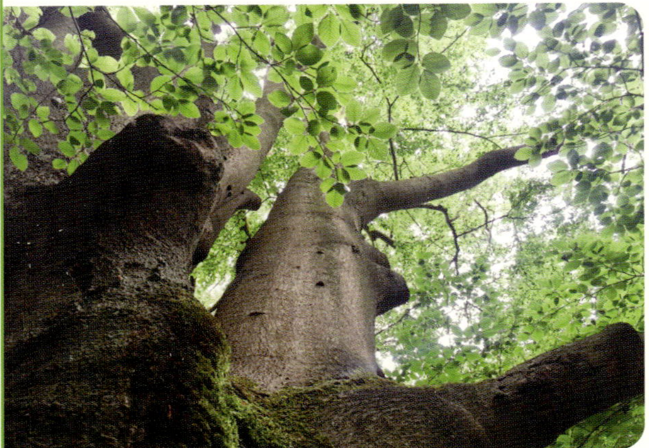

Beim Blättern durch die Heilpflanzen-Geschichtsbücher wird von Buchenlaub berichtet, welches man als Füllmaterial von Säcken nutzte, auf denen man schlief. Dies hatte eine beruhigende Wirkung. Bauern waren froh um das Buchenlaub, um ihren Pferden, Kühen, Schafen und Ziegen eine angenehme Einstreu in den Ställen zu sichern. In Notzeiten stellten die Menschen aus Bucheckern Mehl oder Öl her. Der botanische Name ›fagus‹ leitet sich vom griechischen Wort für Essen ab. Der Beiname ›sylvatica‹ bedeutet Wald. Die Buche ist also ›das Essen aus dem Wald‹. Wie treffend dieser Name für die Menschen gerade früher war kann man erahnen! Sowohl das Wort ›Buch‹ als auch ›Buche‹ stammen vom gotischen Wort ›boka‹ ab, was soviel wie Buchstabe bedeutet. Die keltischen Weisen ritzten ihre heiligen Zeichen, die Runen, in Buchenholzstäbchen ein. Als Orakel wurden sie geworfen und gedeutet. So soll das Schreiben und Lesen unter die Germanen gekommen sein.

Heute gewinnt die Buche wieder zunehmend an Bedeutung. Zum einen bereichern einige ihre Grünen Smoothies mit Buchenblättern. Zum anderen haben die Chinesen den Wert des Buchenholzes ebenfalls für sich entdeckt. Da Deutschland in Europa den größten Bestand an Buchenwäldern hat, kaufen unsere fernöstlichen Nachbarn seit geraumer Zeit größere Mengen an Buchenholz bei uns ein. Wer hätte das gedacht, dass dieser so typisch heimische Baum Deutschlands seinen friedlichen Siegeszug selbst bis nach Asien fortsetzen wird!

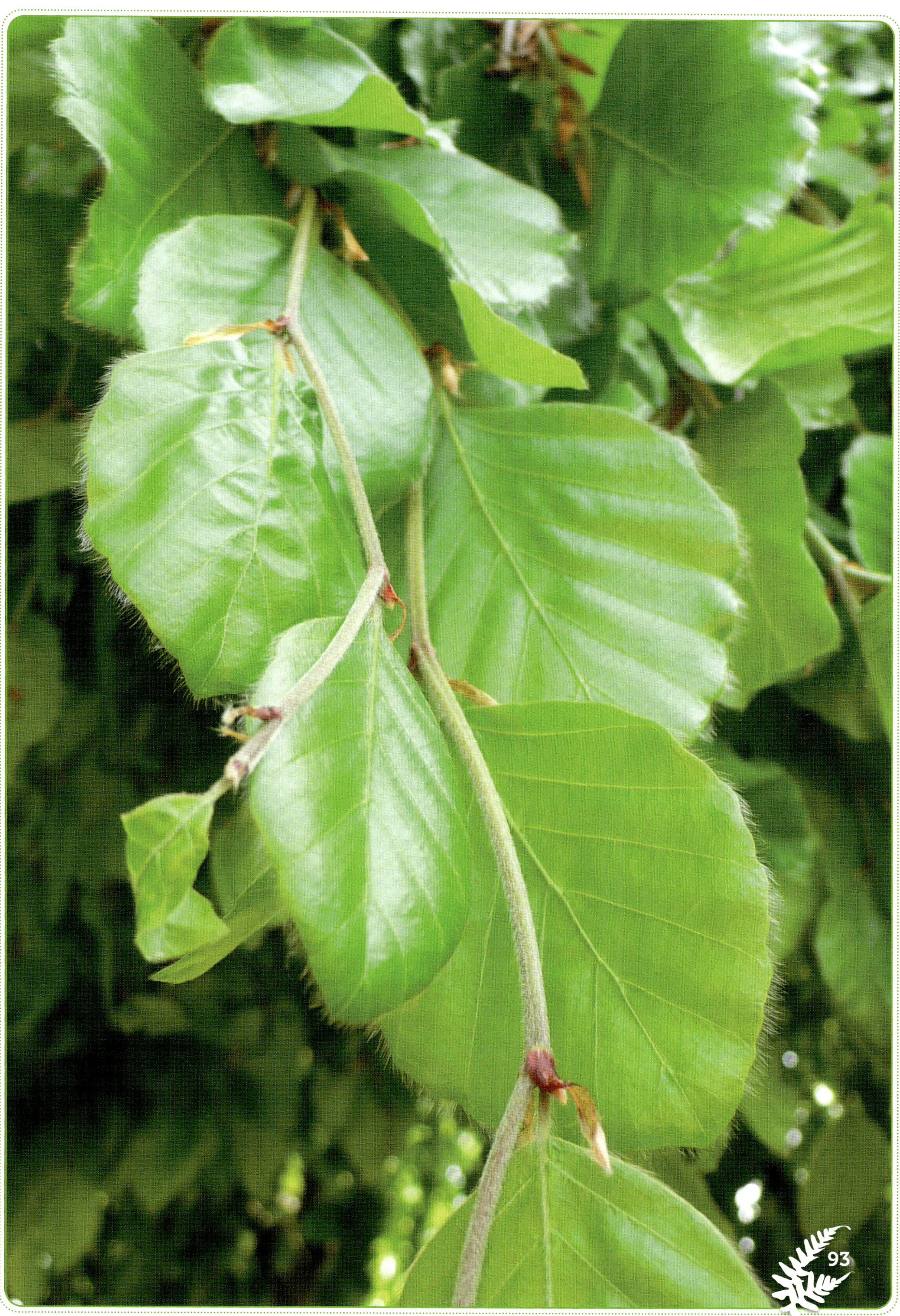

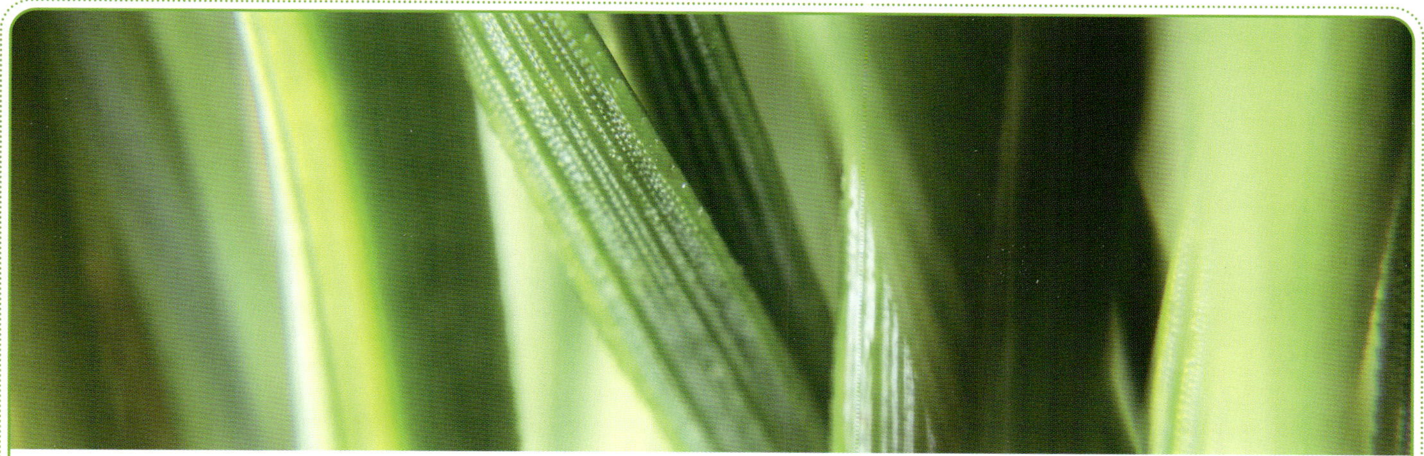

Baum-Meditation und Baum-Energien

Bäume vermitteln an sich schon etwas Meditatives! Sie zappeln nicht herum – sieht man von den sehr beweglichen Blättern der Pappeln einmal ab. Sie strahlen Ruhe, Erhabenheit und Gelassenheit aus.
Meditieren habe ich tatsächlich erst bei den Bäumen gelernt. Ich konnte früher überhaupt nicht abschalten. Ständig irrten Gedanken in meinem Kopf herum. Und umso mehr ich versuchte nicht zu denken, umso stärker arbeite es ›da oben‹. Als ich dann eines Tages am Fuße eines Baumes, einer großen Rotbuche saß, legte ich meinen Kopf direkt an den Stamm und fühlte die Kühle der Rotbuche an meinem Rücken und an meinem Hinterkopf.
›Wie wundervoll kühl du bist‹, dachte ich. Und ich schloss die Augen und nach einiger Zeit war ich in einer Art traumlosen Wachzustand. Ich atmete, ließ die wundervolle Waldluft in mich einströmen und fühlte die glatte, kühle Rinde an meinem Rücken.
Ich weiß noch wie heute, dass ich erstaunt war, als ich später auf die Uhr sah: beinahe eine Stunde war vergangen, und ich hatte weder gedacht, noch geschlafen: ich bin einfach ›gewesen‹. Mittlerweile gelingt es mir immer öfter ›abzuschalten‹. Und wenn es mir einmal nicht gelingt suche ich mir ein stilles Plätzchen in der Natur oder ich gehe in Gedanken zu einem meiner Lieblingsbäume.
Auch hole ich mir gerne Inspirationen bei den Bäumen. Wenn ich an neuen Texten arbeite oder ein neues Schulungskonzept erstelle gehe ich regelmäßig in den Wald und lass mich durch meine großen Freunde inspirieren.
In den letzten Jahren habe ich verschiedene Arten von Meditationen, der stillen Einkehr, entdeckt: manche habe ich mir selbst ausgedacht, andere in Büchern gelesen.

Ein ganz besonderes Geschenk, welches mir die Meditation gegeben hat, ist die Möglichkeit, Bäume und ihre unterschiedlichen Schwingungen, ihre Energien wahrzunehmen. In dem Moment, in dem ich abschalten kann, nicht mehr auf mich fokussiert bin, nehme ich die Umgebung und ihre Lebewesen viel intensiver und feiner wahr. Dadurch fühle ich mich im Einklang mit allem und deshalb auch im Einklang mit mir selbst.
In meinen Kursen zu Meditations- sowie Wahrnehmungsübungen stelle ich immer wieder fest, dass jeder seinen eigenen Weg des ›Abschaltens‹ finden muss. Ich kann hierzu Impulse vermitteln, Ideen geben. Aber die Umsetzung und die richtige Art und Weise kann jeder nur für sich selbst entdecken. Das Erfreuliche hierbei ist jedoch, dass bisher tatsächlich jeder seinen individuellen Zugang zur Meditation entdecken und seine Methode Energien wahrzunehmen entwickeln konnte.
Ich bin sicher, dass auch Ihr Euren Weg finden werdet!

Im Folgenden werden Euch verschiedene Varianten der Meditation bzw. Kontaktaufnahme beschrieben:

Achtsames Wahrnehmen

Stellt Euch in bequemer Haltung in einem ausreichend großen Abstand gegenüber dem Baum Eurer Wahl auf, so dass Ihr ihn gut im Gesamten wahrnehmen könnt. Fühlt bewusst den Boden unter Euren Füßen. Dann atmet ein paarmal tief ein und aus und schließt die Augen.
Ihr verweilt ein paar Minuten, einfach im Ein- und Ausatmen, gegenüber diesem Baum stehend. Danach öffnet Ihr die Augen und betrachtet den Baum noch einmal, wie mit neuen Augen. Vielleicht entdeckt Ihr eine kleine Veränderung in Eurer Wahrnehmung?!

Die Baumverschmelzung

Bei dieser Übung kommt es darauf an, dass Ihr eine bequeme Stellung direkt am Baum findet: manche lieben es, mit dem Rücken zum Baum zu stehen oder zu sitzen. Andere legen gerne die Handflächen direkt auf den Stamm. Wiederum andere umarmen den Baum gerne.
Ihr sucht Euch also eine angenehme Position und atmet bewusst tief ein und aus. Ihr schließt die Augen und kommt ganz bei Euch an. Nun richtet Ihr Eure Aufmerksamkeit zum Stamm des Baumes, nehmt Unebenheiten wahr, und ob er sich warm oder kalt, hart oder weich anfühlt.
Vielleicht merkt Ihr nach einigen Minuten, wie sich Euer Körper mit dem des Baumes verbindet, Ihr beinahe so etwas wie eine Einheit seid. Manchmal kann dies ganz schnell geschehen. Mit manchen Baumarten braucht es etwas Zeit – oder ggfs. ist es nicht möglich, sich mit ihnen zu verbinden. Bäume haben verschiedene Schwingungen, verschiedene Energien. Und je nach eigenem Befinden und Bedürfnis sind diese für uns in diesem Moment geeignet oder eben auch nicht.
Deshalb ist es wichtig, sich immer wieder aufs Neue und unvoreingenommen verschiedenen Baumarten zu nähern. Denn unser körperliches und seelisches Befinden ändert sich ständig. Dadurch sind wir immer wieder dankbare Empfänger für neue Impulse.

Lichtbrücke bauen

Nach meinen ersten Besuchen bei den Pflanzenriesen probierte ich eine Technik aus, welche ich bei der Tier-Kommunikation gelernt hatte: ich stellte mich gegenüber einem Baum auf, verwurzelte mich mit den Füßen im Boden und schloss die Augen. Ich atmete zuerst in meinen Brustkorb, dann in den Bauch. Als ich das Gefühl hatte, ganz bei mir zu sein, stellte ich mir vor, wie ich von meinem Herz aus einen Lichtstrahl zum Baum schicke, wie eine Brücke. Über diesen Lichtstrahl sendete ich Freude und Liebe.
Nach kurzer Zeit merkte ich, wie ich von einer Welle des Glücks, der Freude und Liebe durchströmt wurde! Kam das nun vom Baum? Oder von Mutter Natur? Oder war es einfach mein Gefühl, dass sich auf mich zurückspiegelte?
Wahrscheinlich ist es von allem etwas – die Wirkung jedoch unbeschreiblich schön! Denn ich komme immer, wenn ich mich in dieser Art und Weise mit Pflanzen verbinde, in ein tiefes Gefühl der Dankbarkeit und Liebe. Und ich merke, wie ich frei werde von Vorurteilen und Wertung – besonders mir gegenüber. Das ist eines der größten Geschenke, die ich durch Mutter Natur und ihren Kindern erfahren habe: ich werde so angenommen wie ich bin. Ich kann mich selbst so annehmen, wie ich bin. Welch' eine Befreiung! Ist es da verwunderlich, dass ich nach Waldspaziergängen immer leicht und beschwingt nach Hause komme?!

Energiefeld wahrnehmen

Spannende Erfahrungen hat mir die folgende Übung beschert: Stellt Euch in einem großen Abstand zu dem Baum Eurer Wahl auf. Ihr solltet außerhalb des Blätterdachs stehen. Nun schließt Ihr die Augen und atmet wieder in Euren Körper. Anschließend streckt Ihr die Arme aus, mit den Handflächen in Richtung Baum zeigend.
Nun geht Ihr ein kleines Stück Richtung Baum. Nehmt Ihr eine Veränderung wahr? Fühlt sich die Luft anders an? Wenn Ihr keine Veränderung erkennen könnt, geht wieder einen kleinen Schritt näher. Im einen oder anderen Moment werdet Ihr eine Veränderung merken – entweder fühlt sich die Luft ›dicker‹ an, oder wärmer. Vielleicht nehmt Ihr auch ein Prickeln an den Handflächen wahr: das ist die Aura des Baumes.
Ich habe die Übung schon unzählige Male mit verschiedenen Teilnehmern gemacht, und jeder konnte auf seine Art die Aura, das Energiefeld, eines Baumes erkennen.
Interessant ist, dass manche Bäume ein geradezu riesiges Energiefeld besitzen, das weit über die Ausmaße des Blätterdaches hinausgeht.
Was Ihr noch zusätzlich ausprobieren könnt ist, in welchem Abstand sich die Energie des Baumes am besten anfühlt. Manchmal reicht es tatsächlich aus, knapp außerhalb des Energiefeldes zu stehen, die Kraft des Baumes quasi nur mit den Fingerspitzen zu berühren – wie eine sanfte Liebkosung, eher wie die Ahnung einer Berührung!

Dankbarkeit

Ich habe festgestellt, dass man – bei regelmäßigem Aufenthalt in der Natur – eine gute Intuition entwickelt, welcher Baum gerade die optimale Unterstützung bietet. Es ist, als würde man eine Einladung zum Besuch eines guten Freundes erhalten, bei welchem man sich ausruhen, aufladen und anschließend mit neuer Kraft und Freude verabschieden kann.

Ich bedanke mich immer bei dem Baum, an welchem ich verweilen durfte. Denn ich nutze oft die Zeit, ihm von mir zu berichten, von Wünsche, Ängsten, Ideen, und bin anschließend immer erfrischt und gestärkt, wenn ich aus diesen Zwiegesprächen zurückkehre. Danke, ihr großen, geduldigen und liebevollen Begleiter!

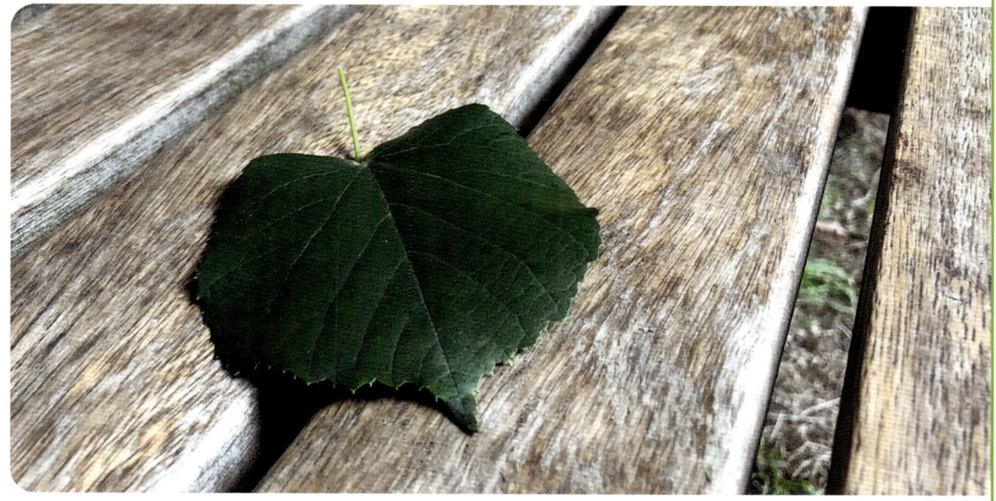

Fichte - Botschafterin der Achtsamkeit

›Die Fichte sticht, die Tanne nicht.‹ Dieser weit verbreitete Satz über die etwas spitzen Fichtennadeln gab mir den Impuls, das Wesen der Fichte einmal näher zu betrachten. Denn die Fichte ist mir und meiner Familie vor einigen Jahren ganz besonders ins Bewusstsein gerückt; man könnte auch sagen ›gestolpert‹. So verabschiedete sich in unserem Garten eine über 50-jährige Fichte während eines mehrere Tage anhaltenden Unwetters. Sie lehnte an einer nahestehenden Birke, entwurzelt und auf ihr Ende wartend. Sie ist eigentlich in unserer Region, dem Heckengäu bei Stuttgart, kein heimischer Baum. Denn sie liebt die Berge und die kargen Höhen. Aufgrund des großen Holzbedarfs der letzten Jahrhunderte wurde sie wegen ihres schnellen Wachstums und ihrer geraden, aufrechten Haltung vermehrt angepflanzt. Leider fand sie sich in den neuen Regionen, welche oft aufgrund intensiver landwirtschaftlicher Nutzung aus verdichteten Böden bestehen, nur schwer zurecht. Das Resultat sind oft Kahlschläge, wie man sie z. B. im Schwarzwald sehen kann, oder auch durch den großen Nadelanteil übersäuerte Waldböden, die es anderen Pflanzen beinahe unmöglich machen zu gedeihen. Dabei ist sie eine königliche Erscheinung, wenn man ihr die Zeit und den rechten Platz gibt: 60 m hoch und 1,50 m Stammdurchmesser Umfang kann eine Fichte erreichen, eine wahre Königin der Berge. Das Holz der in den Bergen langsam gewachsenen Fichten diente Instrumentenherstellern, wie z. B. dem berühmten Geigenbauer Antonio Stradivari, als Klangholz für seine Musikinstrumente.

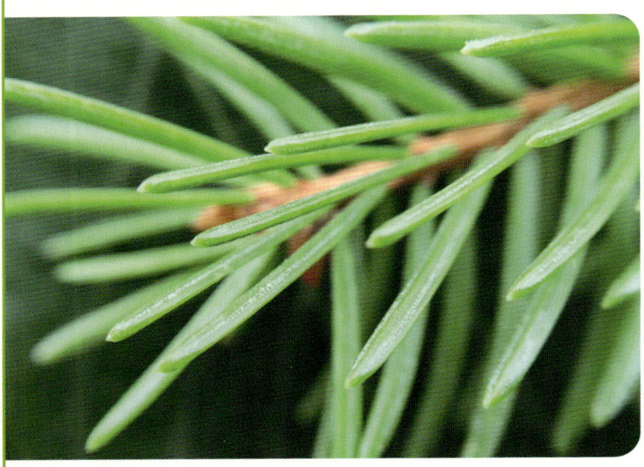

Wie Stecknadeln sitzen die Fichtennadeln an unzähligen Ästen. Da heißt es wahrlich achtsam sein!

Fragt man Pflanzenkundige nach der Fichte, so kommt eine Vielzahl an Verwendungsmöglichkeiten zutage: Frische, junge Fichtentriebe liefern im Frühjahr einen hohen Gehalt an Vitamin C und lassen sich schmackhaft in Salaten oder Smoothies verarbeiten. Junge Triebe und die Rinde können äußerlich angewandt bei Gicht, Rheuma und auch bei Erkältungskrankheiten hilfreiche Dienste leisten. Ein Fichtennadelbad fördert die Durchblutung, lässt Muskelverspannungen schwinden und wirkt beruhigend auf Körper und Seele. Beliebt sind auch Salben aus Fichtennadeln: diese haben schon dem einen oder anderen bei Hautkrankheiten geholfen. Freunde des Räucherns schätzen das Harz der Fichte; dieses klärt den Geist, erweitert den Brustraum und das Herz.

Für mich ist sie, wie ihre verwandten Nadelträger Kiefer, Tanne und Lärche, ein Wesen, das durch ihr immergrünes Nadelkleid Vertrauen, sogar eine gewisse Sorglosigkeit, verkörpert. Die spitzen Nadeln gebieten Vorsicht und darum auch Achtsamkeit. Achtsamkeit in der Berührung, in der Wahrnehmung, auch Achtsamkeit mir selbst gegenüber.

›Achtsamkeit bedeutet, dem Augenblick bewusst Aufmerksamkeit zu schenken.‹ Dieser wunderbare Satz von Jon Kabat-Zinn trifft es genau. Und wer könnte es besser formulieren als ein Mann, der genau dies – nämlich die Aufmerksamkeit – zu seiner Berufung auserkoren hat.

Die Fichte lässt mich achtsam sein. Und sie macht mir immer wieder bewusst, dass sie eines von vielen Geschöpfen des Waldes ist, welches wächst, atmet und irgendwann einmal vergeht, um dann selbst noch nach ihrem Tode uns mit ihrem Holz als Möbelstück, Instrument oder als wärmende Quelle des Feuers zu bereichern.

Wenn Ihr das nächste Mal beim Spaziergang – vielleicht noch achtsamer als sonst – durch den Wald schreitet, genießt bewusst den harzigen, erdigen Geruch! Denn die ätherischen Öle, welche die Fichten und andere Nadelbäume verströmen, werden Euch Ruhe und Kraft schenken.

Feldahorn – klein, aber oho

Der kleinste Vertreter unserer heimischen Ahornarten hat es endlich geschafft! Nachdem der Spitzahorn 1995 und der Bergahorn 2009 zum Baum des Jahres gekrönt wurden, bekam der Feldahorn 2015 ebenfalls diesen ehrenvollen Titel verliehen.
Er ist kleiner, als seine Brüder, oftmals nicht höher als 10 Meter, und auch gerne mehrstämmig oder sogar strauchartig. Und er lässt sich deshalb in der Forstwirtschaft nur sehr eingeschränkt einsetzen. Zudem wächst er langsamer als seine Artgenossen. Dies wiederum schätzen jedoch Drechsler und Holzschnitzer, denn sein Holz ist aufgrund des langsamen Wuchses stärker und härter und eignet sich gut für die Herstellung von Figürchen, Geschirr und anderen Kunstgegenständen. Seine Wuchsform hat noch einen weiteren Vorteil: der Feldahorn bietet einen hervorragenden Schutz für kleine Tiere! Wie oft habe ich mich selbst in meiner Kindheit in dieses Geflecht aus Haselstrauch, Hartriegel und Feldahorn hineingerettet, um beim Versteckspiel mit meinen Spielkameraden unauffindbar zu bleiben.
Klein, aber oho ist der Feldahorn! Und genau dies wussten auch schon unsere Vorfahren, die ihn gerne direkt ans Haus pflanzten. Denn er war der Garant, dass auch in Notzeiten etwas zum Essen auf den Tisch kam. Seine Blätter sind reich an Vitaminen und Mineralstoffen und zudem sehr schmackhaft. Eine Zeit mit Salz eingelegt lassen sich die Blätter wie Sauerkraut einlagern und an kalten Wintertagen genüsslich verzehren. Auch die Tiere in den Ställen bekamen ihren Anteil, eine gute Grundlage für den kommenden Winter. So hat er sich dann auch im Laufe der Zeit einen Namen gemacht, der Maßholder. ›Maß‹ leitet sich von germanisch ›mati‹, die Speise, ab. Und den Zusatz Holder verdankt er seinem Erscheinungsbild. Denn der Holder, wie die Süddeutschen und die Schweizer den Holunder liebevoll nennen, hat eine sehr ähnliche Wuchsform wie der Feldahorn. In der Heilkunde reicht sein Ruf bis zu den Ägyptern zurück. In den Aufzeichnungen lässt sich allerdings kein Verweis darauf finden, welcher der Ahornarten der Vorzug gegeben wurde. Möglich und wahrscheinlich ist, dass man sich verschiedener Arten bediente. In Europa wurde bevorzugt auf den Bergahorn zurückgegriffen. Die Heilkundigen des Mittelalters schätzten ihn wegen seiner kühlenden und abschwellenden Wirkung. So auch Hildegard von Bingen, die bei geschwollenen Gelenken Umschläge aus Rinde und Blätter auflegte. Bei fiebrigen Erkrankungen wurden gequetschte Blätter direkt auf die Fußsohlen aufgebracht. Was auf jeden Fall alle Ahornarten auszeichnet ist die beruhigende und abkühlende Wirkung im emotionalen Bereich. So kann es Wunder wirken, sich an den Stamm eines Ahorns zu lehnen und eine Zeit bei ihm zu verweilen. Ich bekomme immer wieder von Menschen erzählt, die sich unruhig und unausgeglichen fühlten. Ein paar Besuche bei einem Spitz-, Berg- oder Feldahorn brachten eine erstaunlich schnelle und lang anhaltende Besserung bis zur vollkommenen Genesung. Auch andere Baumarten werden mittlerweile immer häufiger - ergänzend zur klassischen Medizin - bei körperlichen oder psychischen Beschwerden aufgesucht. So berichten Kunden, Freunde und Kollegen über Heilungen bei chronischen Kopf- oder Rückenschmerzen, Gemütsschwankungen, Depressionen und vielen anderen Erkrankungen.
Ich lade Euch ein, bei Eurem nächsten Spaziergang einen Baum aufzusuchen. Stellt Euch an seinen Stamm, fühlt mit Euren Händen die Rinde, die hart oder weich, kühl oder warm sein kann. Und vertieft Euch für einen Augenblick ganz in die Welt eines Baumes, der geduldig auf seiner Stelle verweilt, Tiere und Menschen kommen und gehen sieht, und sich dem Lauf der Jahreszeiten hingibt und anpasst.

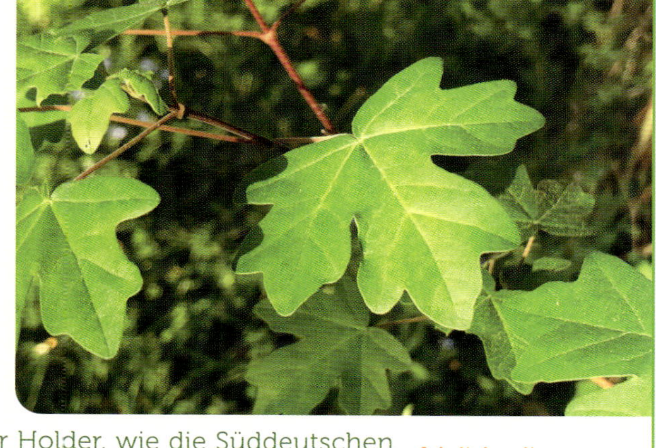

Ich liebe die frischen Blätter des Feldahorns im Frühjahr – sie sind eine wundervolle Ergänzung als Salatbeigabe oder für Smoothies bzw. zum Entsaften.

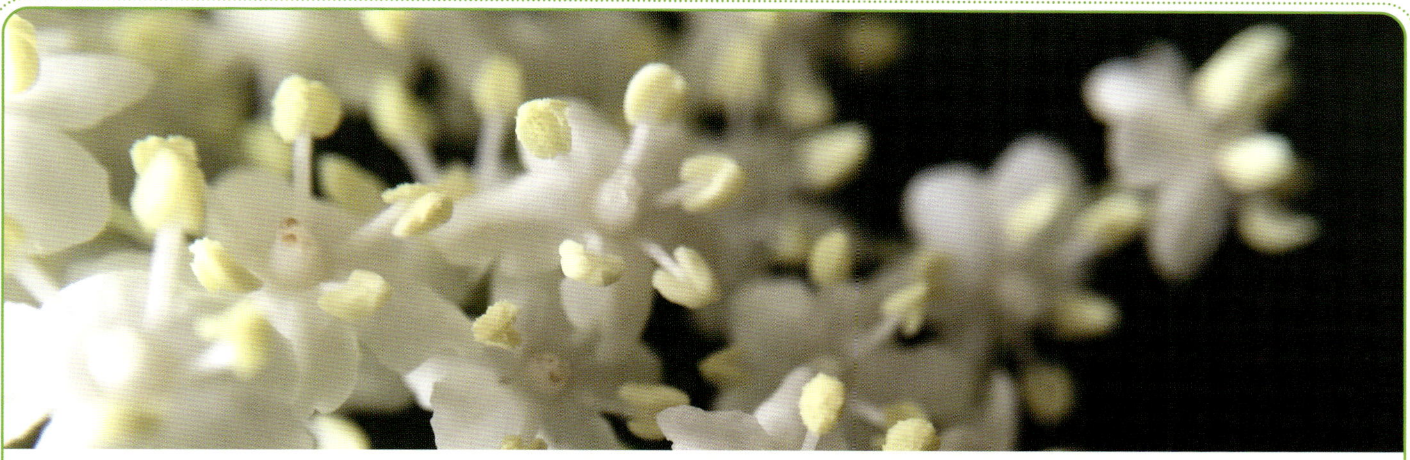

Baumportraits

Nun möchte ich Euch in diesem letzten Kapitel eine ausgewählte Übersicht über verschiedene heimische Bäume und Sträucher geben. Sie soll Euch als Nachschlagewerk dienen und Euch einen ersten Einblick in die Einsatzmöglichkeiten dieser wundervollen Heilpflanzen vermitteln.

Selbstverständlich besitzen alle Pflanzen eine Vielzahl an unterschiedlichsten Wirkungen, sowohl körperlich als auch emotional. So unterschiedlich wir sind, so unterschiedlich ist auch die Beziehung von Pflanzen und deren Wirkung auf uns.

Das Gleiche gilt für Verarbeitungs- bzw. Anwendungsformen: die einen haben gute Erfolge mit Tees, andere mit Smoothies oder Säften, die dritten mit Salben und wiederum andere mit Räuchern.

Für mich waren Heilpflanzen-Essenzen bisher die erste Wahl zur Unterstützung bei körperlichen Befindlichkeiten. Und auch emotional haben sie mich stets wundervoll begleitet. Seit einiger Zeit stelle ich ähnlich positive und effektive Resultate durch das Räuchern fest.

Das Wundervolle ist, dass sich immer wieder neue Erkenntnisse und Möglichkeiten – auch Vorlieben – zeigen. So bleibt die Welt mit und unter den Bäumen bunt, ereignisreich, erfüllend, erhebend und berauschend – eine pure Freude!

Lasst Euch durch die Vielzahl unserer heimischen Pflanzenwelt verzaubern – vielleicht entdeckt Ihr die ein oder andere Baumart, welche nur darauf wartet, Euch als neuen Freund willkommen zu heißen!

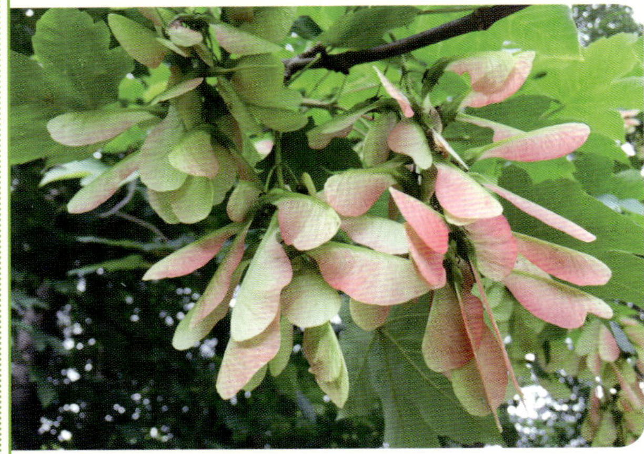

Ahorn, Berg-
Acer platanoides

bevorzugt verwendete Pflanzenteile:
Blätter und Rinde

Wirkung:
kühlend, abschwellend für Füße, Beine und Gelenke, lindert Juckzeiz bei Insektenstichen, fiebersenkend, stärkt die Leber, unterstützt den Stoffwechsel, hilft bei Augen- und Hautentzündungen sowie bei Wadenkrämpfen; lässt uns mit Freude ganz im Hier und Jetzt sein

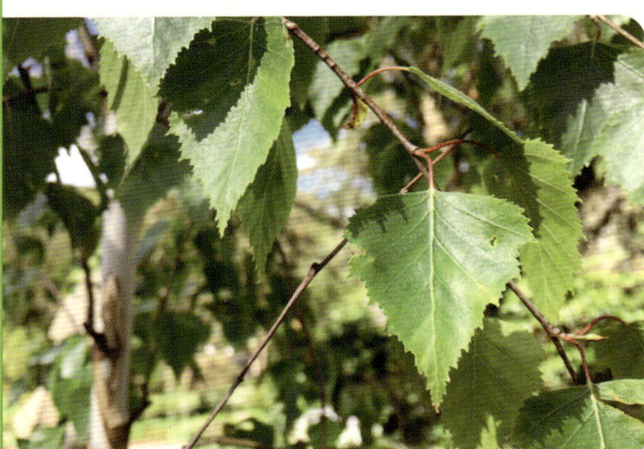

Birke, Hänge-
Betula pendula

bevorzugt verwendete Pflanzenteile:
Blätter und Rinde

Wirkung:
wassertreibend, entzündungswidrig, hilft bei Ekzemen, Neurodermitis, Hautallergien, Haut- und Altersflecken, Nervenenden werden schmerzunempfindlicher, regt Leber, Galle, Blase und Niere an, hilft als unterstützende Kur bei Rheuma, Gicht und Arthritis; bringt Lebensfreude und Leichtigkeit

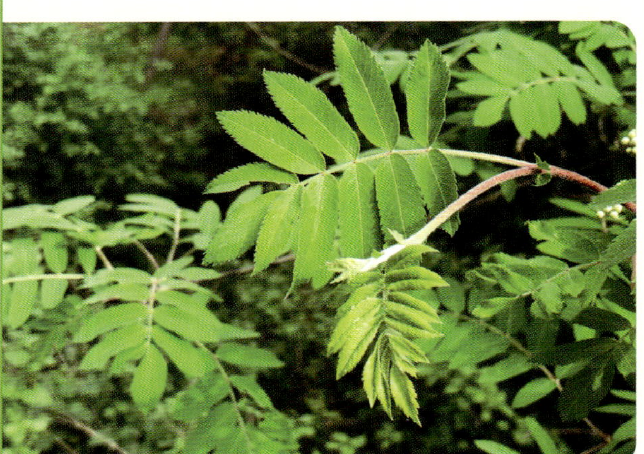

Eberesche
Sorbus aucuparia

bevorzugt verwendete Pflanzenteile:
Blätter, Blüten und Früchte

Wirkung:
harntreibend, blutreinigend, immunsystemsteigernd, unterstützt die Stimmbänder, hilft bei Darm- und Magenbeschwerden, Durchfall oder Verstopfung, Leber- und Gallenbeschwerden, Erkältungen, Beeren enthalten viel Vitamin C; löst Verbitterung, fördert Wahrnehmung von Feinstofflichem

Eibe, europäische
Taxus baccata

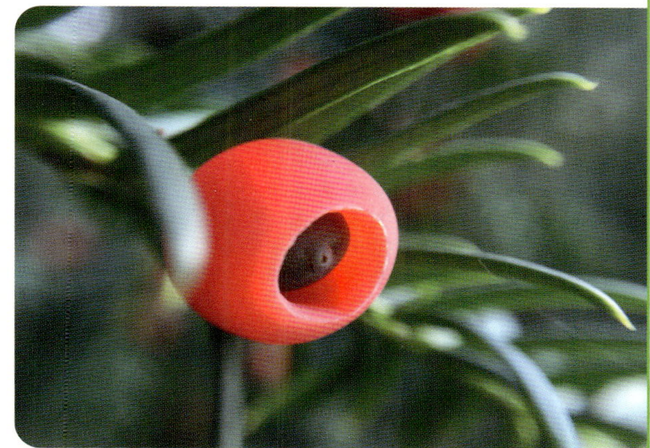

bevorzugt verwendete Pflanzenteile:
Nur die Eibenfrucht ohne Kern(!) ist ess- bzw. verwendbar. Die Eibe ist in allen Pflanzenteilen giftig.

Wirkung:
In der Schulmedizin wird die Eibe mittlerweile mit Erfolg gegen Krebserkrankungen eingesetzt. Für den Hausgebraucht kann man Kleinstmengen der Nadeln zum Räuchern verwenden: die Eibe fördert den Kontakt zu den Ahnen, sie wirkt zudem transformierend.

Eiche, Stiel-, Trauben-
Quercus robur, petraea

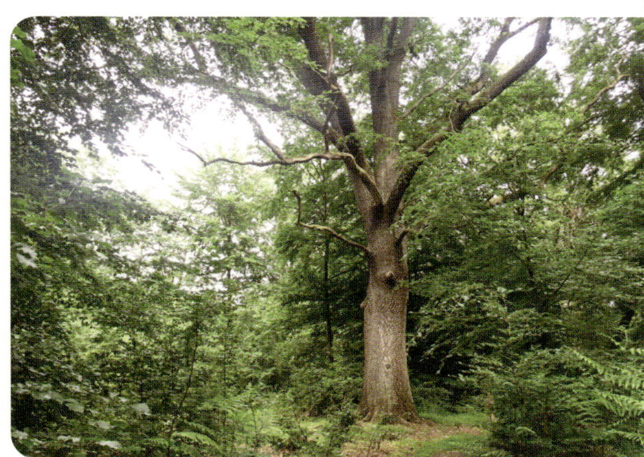

bevorzugt verwendete Pflanzenteile:
Blätter und Rinde

Wirkung:
entzündungshemmend, antibakteriell, pilzfeindlich, schmerzlindernd, gegen Krampfadern, hemmt Schweißbildung, hilft bei Blasen- und Leberleiden, Zahnfleischentzündungen, Magen-Darm-Erkrankungen sowie Menstruationsbeschwerden; fördert (Entschluss)Kraft und Durchsetzungsvermögen

Erle, Schwarz-
Alnus glutinosa

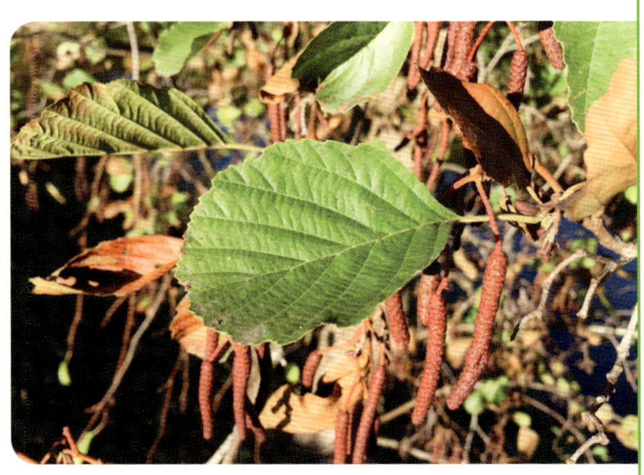

bevorzugt verwendete Pflanzenteile:
Blätter und Rinde

Wirkung:
fiebersenkend, entzündungshemmend, schmerzlindernd, kühlend, zusammenziehend, hilft bei Rachenkatarrh, Halsentzündungen, Angina, Mundschleimhaut- und Zahnfleischentzündungen, Verletzungen, Durchfall und Erbrechen; vermittelt Frische und Leichtigkeit

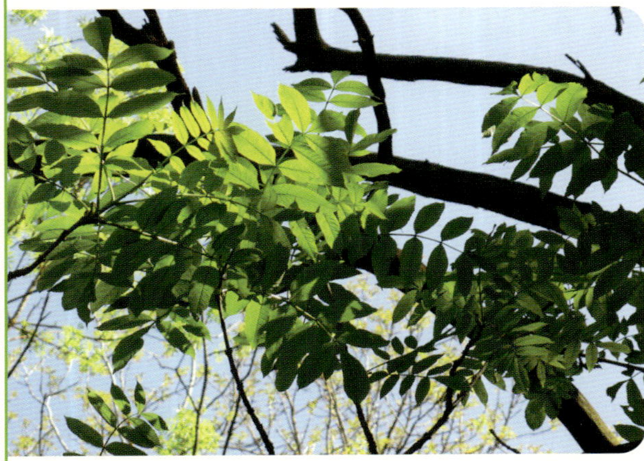

Esche, hohe
Fraxinus excelsior

bevorzugt verwendete Pflanzenteile:
Blätter, Samen und Rinde

Wirkung:
adstringierend, abführend, blutreinigend, schweißtreibend, hilft bei Rheuma und Gicht, Nieren- und Blasenleiden, Leber- und Milzbeschwerden, Muskelkater, Verdauungsproblemen, Bluthochdruck, Diabetes, Fieber; bringt Bewusstheit, vermittelt Wärme und Geborgenheit

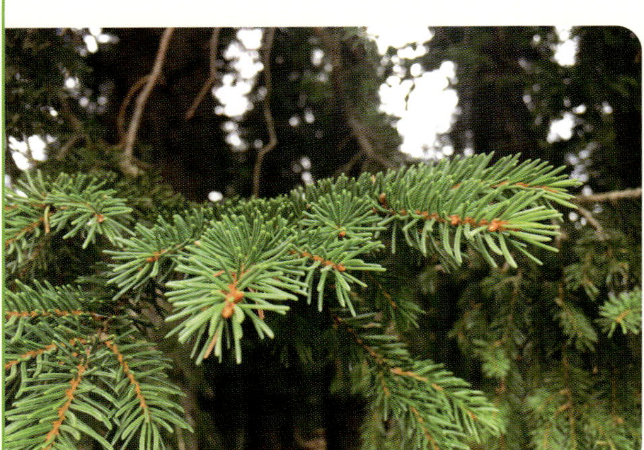

Fichte, gewöhnliche
Picea abies

bevorzugt verwendete Pflanzenteile:
Nadeln, Zapfen (Samen), Rinde und Harz

Wirkung:
hustenstillend, schleimlösend, durchblutungsfördernd, keimtötend, beruhigend, lindert Rheuma, Gicht, Halsentzündungen, Muskelverhärtungen, hilft bei Atemwegserkrankungen; fördert die Konzentrationsfähigkeit, lässt neue Sichtweisen zu; nicht in der Schwangerschaft anwenden - wehenfördernd!

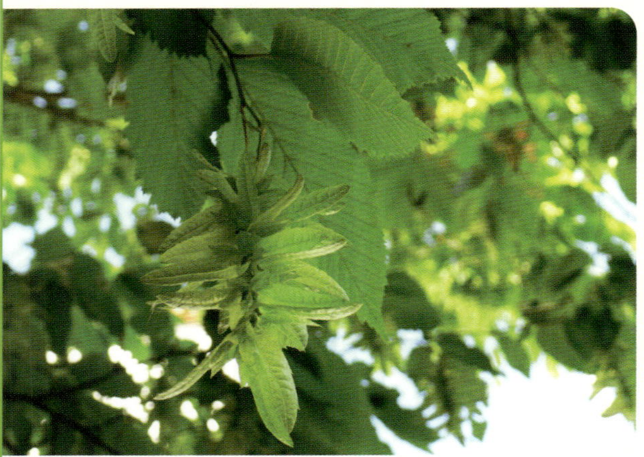

Hainbuche
(Carpinus betulus)

bevorzugt verwendete Pflanzenteile:
Blatt, Frucht (Nuss) und Rinde

Wirkung:
zusammenziehend, wundheilend, blutstillend, kräftigend, beruhigend, bindegewebsstärkend, hilft bei Erkältungen, Bronchitits, Heuschnupfen, Hautkrankheiten, Augenschwäche, Schlafprobleme; unterstützt Unternehmungslust und Neugierde auf Neues

Hasel, gemeine (Haselstrauch)
Corylus avellana

bevorzugt verwendete Pflanzenteile:
Blüten und Nüsse

Wirkung:
entzündungshemmend, gewebefestigend, schweißtreibend, hustenlindernd, beruhigend, beugt Faltenbildung und Schwangerschaftsstreifen vor, unterstützt das Herz, hilft bei Wundheilung und Geschwüren, bei Museklkrämpfen und Harnwegserkrankungen; gibt Schutz und fördert die Ausgeglichenheit

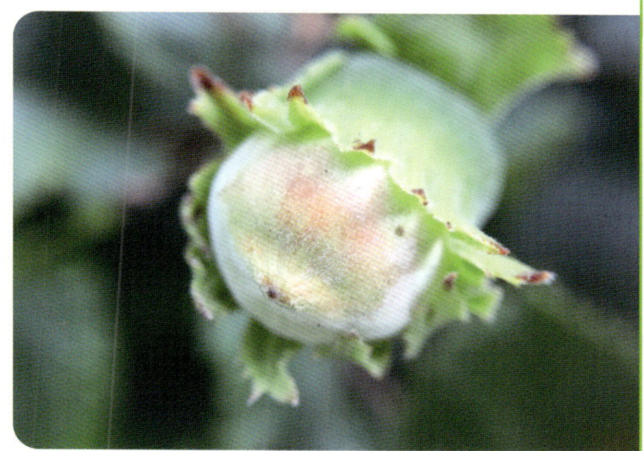

Holunder, schwarzer
(Sambucus nigra)

bevorzugt verwendete Pflanzenteile:
Blätter, Blüten, Beeren und Rinde

Wirkung:
immunstärkend, harntreibend, blutreinigend, verdauungsfördernd, Erkältungskrankheiten, Fieber, Nasennebenhöhlenerkrankungen, Bronchitis, Neuralgien, Ischias; vermittelt ein Gefühl Schutz von Sicherheit, reinigt Gedanken und Emotionen

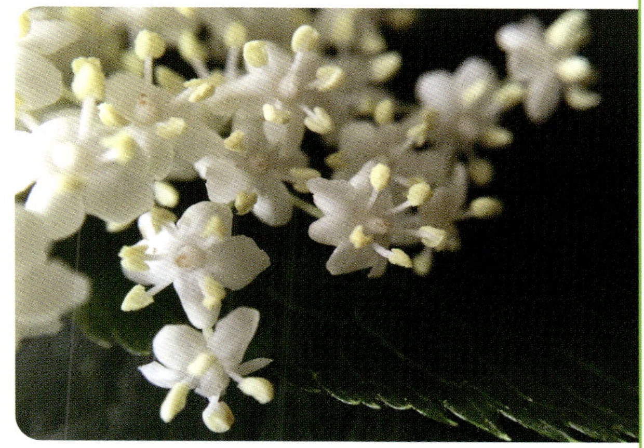

Kiefer, Wald-
Pinus sylvestris

bevorzugt verwendete Pflanzenteile:
Nadeln, Zapfen (Samen), Harz und Rinde

Wirkung:
antibakteriell, wassertreibend, beruhigend, schlaffördernd, nervenstärkend, hilft bei Atemwegserkrankungen, Muskelkater, Muskelverspannungen, Neuralgien, Wundheilung, Blasen- und Nierenproblemen; lässt Begeisterung und Tatkraft entstehen; nicht in der Schwangerschaft anwenden - wehenfördernd!

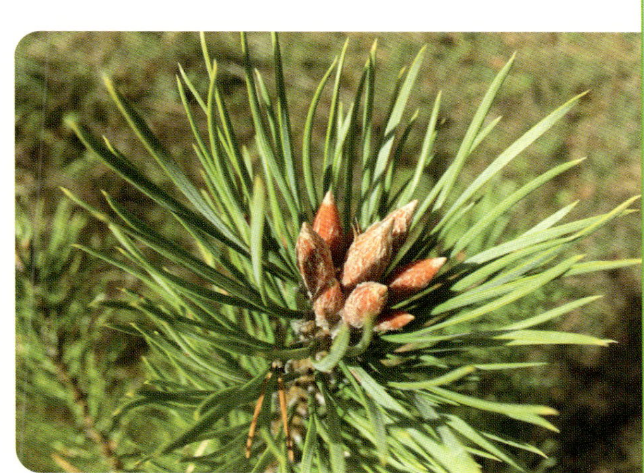

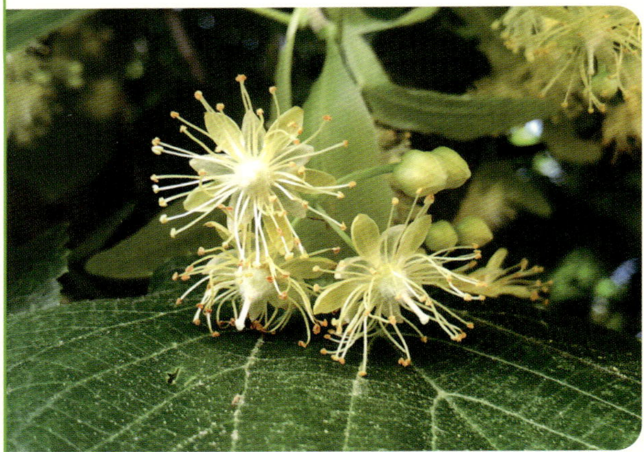

Linde, Sommer- und Winter-
Tilia platyphyllos, cordata

bevorzugt verwendete Pflanzenteile:
Blüten

Wirkung:
beruhigend, blutreinigend, harntreibend, krampflösend, schleimlösend, schweißtreibend, hilft bei Schlaflosigkeit, Angstzuständen, Nervosität, Migräne, Rheuma, Erkältungen, Hexenschuss, Ischias, Wunden, Falten und Ödemen; fördert die liebevolle Beziehung zu sich selbst und anderen

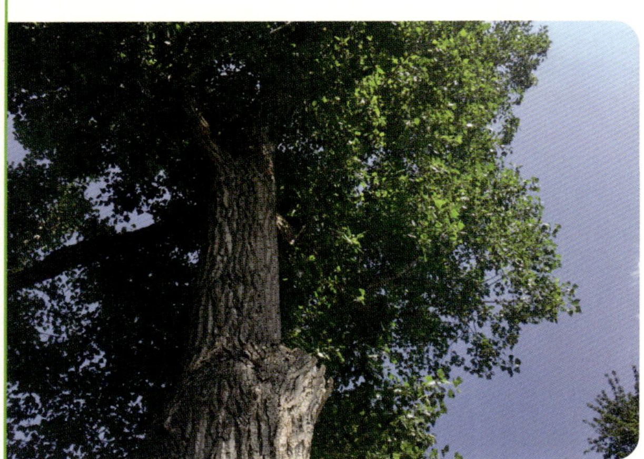

Pappel, Grau-, Schwarz- und Zitter-
Populus x canescens, nigra, tremula

bevorzugt verwendete Pflanzenteile:
Knospen, Rinde

Wirkung:
entzündungswidrig, wassertreibend, schmerzstillend, schleimlösend, hilft bei Wunden, Furunkeln, Abszessen, Verbrennungen, juckenden Hautausschlägen, Gelenkproblemen, Rheuma, Gicht und Erkältungskrankheiten; vermittelt das Gefühl von Frieden und Freiheit

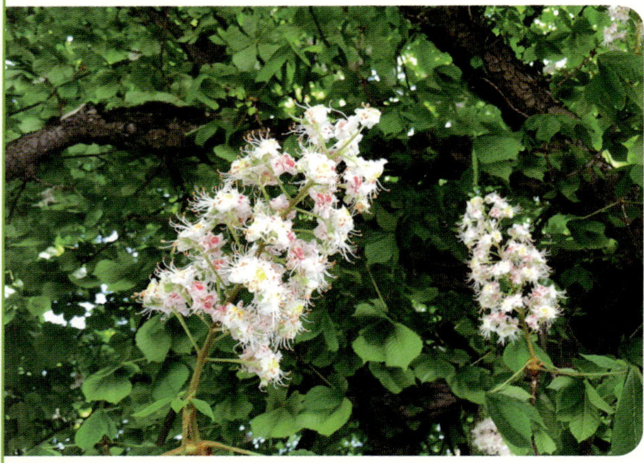

Rosskastanie, gewöhnliche
Aesculus hippocastanum

bevorzugt verwendete Pflanzenteile:
Blätter, Blüten, Früchte und Rinde

Wirkung:
adstringierend, blutreinigend, krampflösend, tonisierend, hilft bei Husten, offenen Beinen, Wadenkrämpfen, Venenproblemen, Durchblutungsstörungen, Krampfadern, Leberschwellungen, Hämorrhoiden, Hautverletzungen; lädt zum Tanzen, Feiern, Freuen und Lachen ein

Rotbuche
Fagus sylvatica

bevorzugt verwendete Pflanzenteile:
Blätter, Bucheckern (Frucht) und Rinde

Wirkung:
zusammenziehend, entzündungshemmend, desinfizierend, antibakteriell, schleimlösend, fiebersenkend, hilft bei Heiserkeit, Zahnfleischproblemen, Menstruationsschmerzen, Rheuma und Gicht, unterstützt Magen, Leber und Galle; kühlt und beruhigt Körper, Geist und Seele

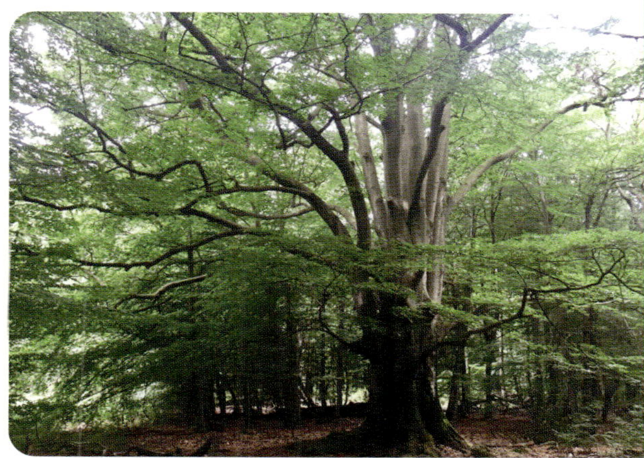

Tanne, Weiß-
Abies alba

bevorzugt verwendete Pflanzenteile:
Nadeln und Harz

Wirkung:
schlaffördernd, nervenstärkend, herzunterstützend, hilft bei Atemwegserkrankungen, Blasenentzündungen, Muskelkater, -verspannungen, Rheuma, Arthrose, unterstützt Stimmbänder; führt uns liebevoll in unsere Mitte, wirkt befreiend; nicht in der Schwangerschaft anwenden - wehenfördernd!

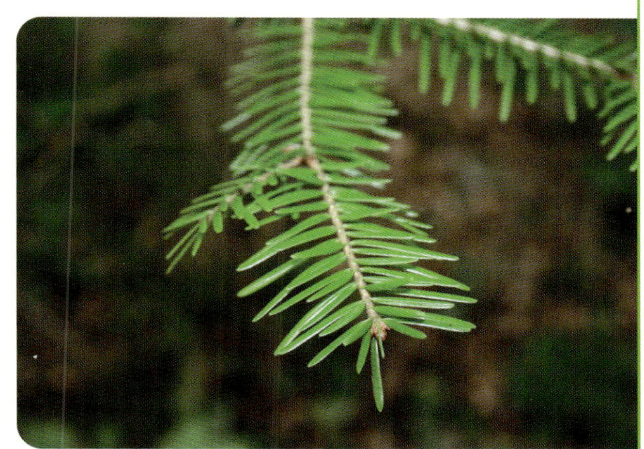

Thuja - Abendländischer Lebensbaum
Thuja occidentalis

bevorzugt verwendete Pflanzenteile:
Die Thuja ist giftig und darf nur als Fertigpräparat aus der Apotheke, in homöopathischer Form oder äußerlich sowie zum Räuchern verwendet werden!

Wirkung:
entzündungshemmend, adstringierend, bei Rheuma als Einreibung hilfreich, Waschungen bei Geschwüren oder eitrigen Wunden sowie Neuralgien; wirkt beim Räuchern fokussierend und reinigend

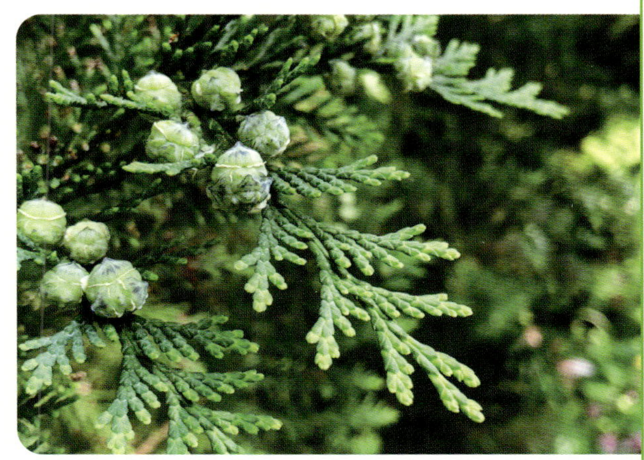

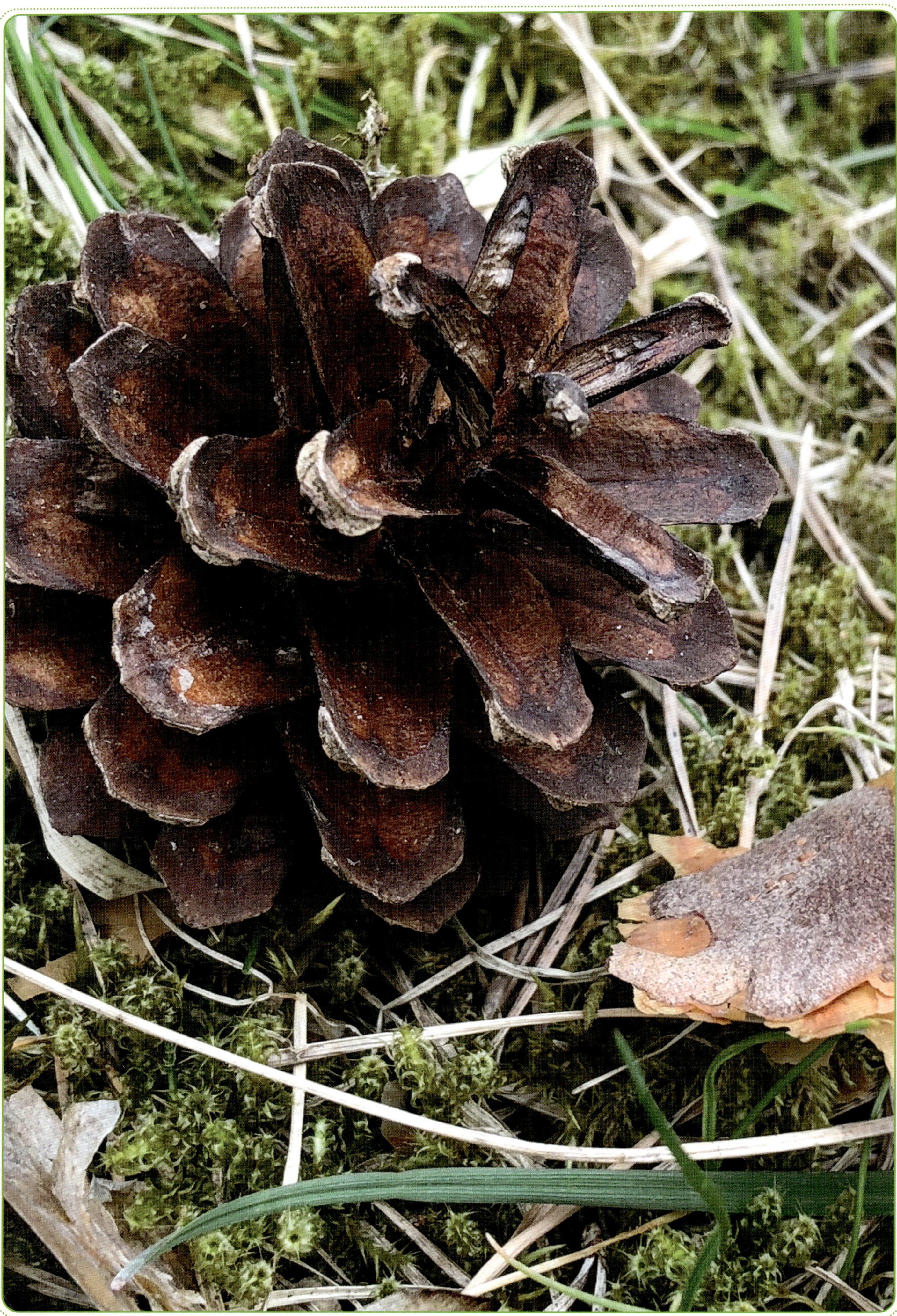

Wacholder, Heide-
Juniperus communis

bevorzugt verwendete Pflanzenteile:
Nadeln und Beeren

Wirkung:
antibakteriell, schleimlösend, schmerzstillend, tonisierend, hilft bei Sodbrennen, Verdauungsschwäche, Blähungen, Blasenerkrankungen, Migräne, Atem- und Herzbeschwerden, Ischias, Diabetes, stärkt Kreislauf, unterstützt Stoffwechsel; hilft beim Erneuern, Altes darf gehen und Neues kommen

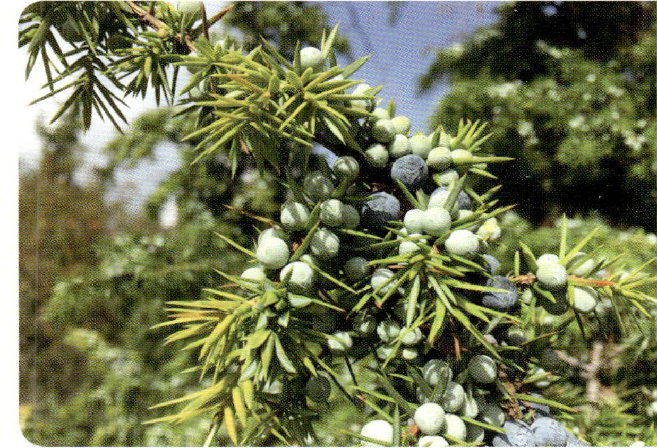

Walnuss, echte
Juglans regia

bevorzugt verwendete Pflanzenteile:
Blätter, unreife und reife Nüsse, grüne Schale

Wirkung:
hilft bei chronischen Atemwegserkrankungen, Herzschwäche, offenen Beinen, Krampfadern, Venenentzündungen, Hautausschlägen, Hauterkrankungen, Lymphdrüsenschwellungen, Magen-Darm-Katarrh, gegen Würmer; lädt zum Tagträumen und Genießen ein

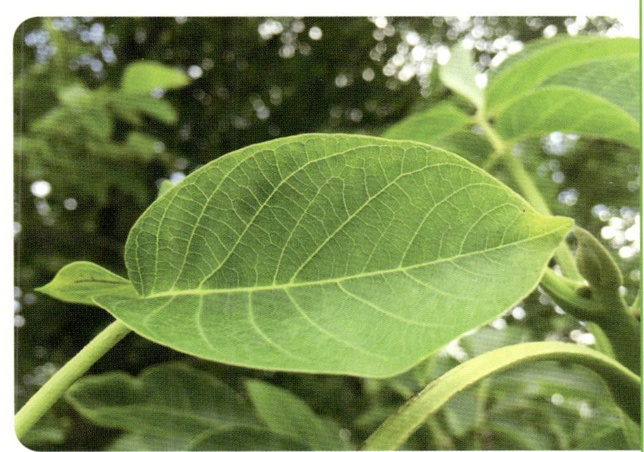

Weide, Silber-
Salix alba

bevorzugt verwendete Pflanzenteile:
Blätter, Rinde

Wirkung:
fiebersenkend, schweißtreibend, schmerzlindernd, harntreibend, hilft bei Rheuma, Gicht, Migräne, Warzen, Entzündungen, Hauterkrankungen, Wunden, Fußschweiß, Erbrechen, Magen- und Darmverschleimungen, Blasenkatarrhen, Prostatabeschwerden; löst Sorgen und Ängste auf

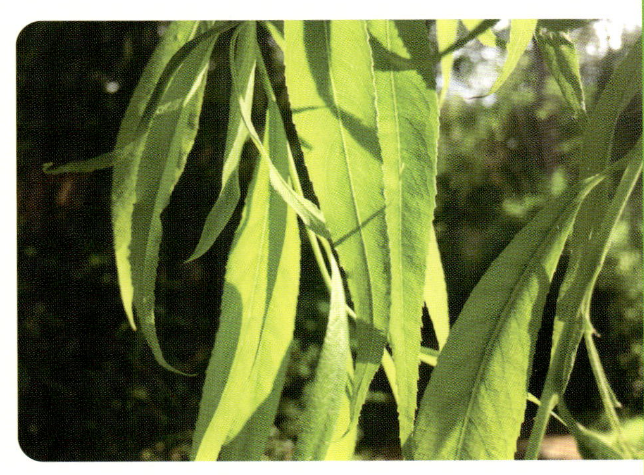

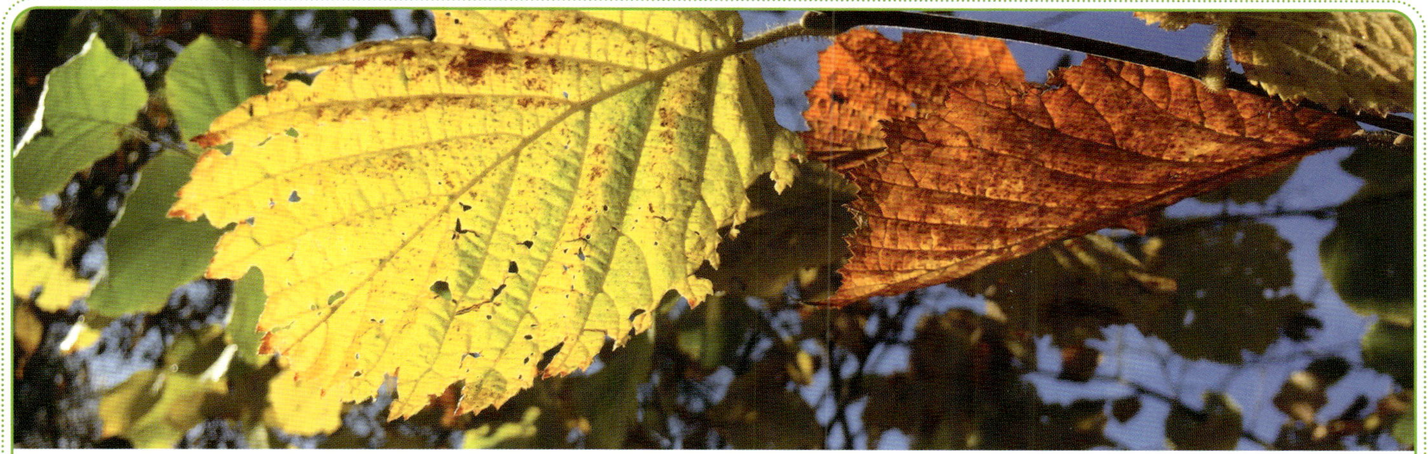

Auf Wiedersehen

Wie schön, dass ich Euch auf eine Reise in die Welt der Bäume mitnehmen durfte!

Dieses Buch ist über den Sommer entstanden und durfte dann im Herbst sein Gesicht zeigen. Der Herbst ist die Jahreszeit, in welcher sich die Pflanzen zur Ruhe begeben, es ist die Zeit des Abschieds. Die Natur nimmt sich eine wohlverdiente Pause, Kräuter ziehen sich in den Boden zurück – sie kehren ein! Bäume bleiben uns dank ihrer festen ›Schale‹ erhalten. Aber auch sie gehen auf ihre Art und Weise in einen Winterschlaf, schöpfen neue Kraft, um dann Mensch und Tier im kommenden Frühjahr wieder mit Blättern, Blüten, Samen und Früchten zu verwöhnen.

Auch für mich ist nun die Zeit gekommen, von Euch Abschied zu nehmen. Aber wie die Bäume werde ich Euch erhalten bleiben. Ich nutze ebenfalls die Winterzeit für die Einkehr, um neue Gedanken zu sammeln, neue Ideen und Impulse zu formulieren. Und der ein oder andere Gedanke wird vielleicht im neuen Jahr wie ein Samenkorn Wurzeln bilden und es wird ein neues Pflänzchen entstehen – vielleicht gibt es in meinem Fall ein neues Buch oder Kartenset, vielleicht auch einen neuen Kurs.

Ich würde mich freuen, wenn ich Euch durch unseren gemeinsamen Weg berühren konnte, vielleicht auch ein neues Pflänzchen in Euch pflanzen konnte – ein Pflänzchen, welches nur darauf wartet, mit Kraft und Freude im kommenden Jahr weiter zu wachsen.

Mit liebsten Herzensgrüßen auf Wiedersehen!

Eure

Birgit Stralea

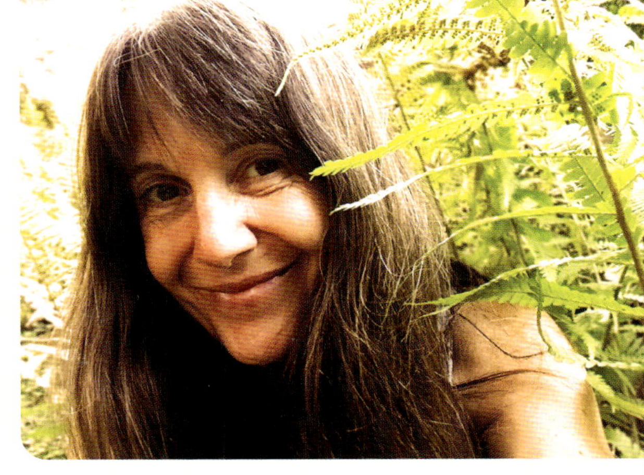

Literaturempfehlung

Baumheilkunde

Der illustrierte BLV Pflanzenführer für unterwegs / Dr. Thomas Schauer, Claus Caspari / BLV Buchverlag
Bäume bestimmen leicht gemacht / Helga Hofmann, Anita Zellner / GU Verlag
Die sanfte Medizin der Bäume / Maximilian Moser & Erwin Thoma / Servus Verlag
Der Biophilia Effekt / Clemens G. Arvay / edition-a
Köstliches von Waldbäumen / Dr. Markus Strauß / Hädecke Verlag
Mythische – Bäume / Ursula Stumpf, Vera Zingsem, Andrea Hase / Kosmos Verlag
Blätter von Bäumen / Susanne Fischer-Rizzi / AT Verlag
Bäume – Streifzüge durch eine unbekannte Welt / Helmut Schreier / Rogner & Bernhard Verlag
Bäume verstehen lernen / Jan Albert Rispens / Schneider Editionen
Mythos Baum / Doris Laudert / blv Verlag
Die Heilkraft der Bäume / Andrea Huber / blv Verlag
Baumheilkunde – Heilkraft, Mythos und Magie der Bäume / Renato Strassmann / Knaur Verlag

Heilpflanzen-Essenzen

Heilkosmetik aus der Natur: pflegende Salben, Öle und Essenzen selber machen / Myriam Veit / Kosmos Verlag

Gemmotherapie

Die Heilkraft der Pflanzenknospen / Cornelia Stern / TRIAS Verlag
Gemmotherapie: Knospen in der Naturheilkunde / Chrischta Ganz, Louis Hutter / AT Verlag
Knospen: und die lebendigen Kräfte der Bäume / Gabriela Nedoma / Freya Verlag

Heilsam – eine Salbe mit Geschichte

Ätherische Öle anwenden / Markus Schirner / Schirner Verlag
Heilende Energie der ätherischen Öle / Gerti Samel, Barbara Krähmer / Irisiana Verlag

Räuchern mit heimischen Harzen

Räuchern mit Weihrauch und heimischen Harzen / Christine Fuchs, Caroline Maxelon / Kosmos Verlag
Räuchern mit heimischen Pflanzen / Christine Fuchs / Kosmos Verlag
Räuchern im Rhythmus des Jahreskreises / Christine Fuchs / Kosmos Verlag

Was Pflanzen wissen

Was Pflanzen wissen / Daniel Chamovitz / Hanser Verlag
Das geheime Leben der Pflanzen / Peter Tompkins / Christopher Bird Fischer Verlag

Wundervolle BaumBotschaften

Wundervolle BaumBotschaften Kartenset / Birgit Straka / www.birgit-straka.de/online-shop

Pflanzenseelen

Der Geist der Bäume / Fred Hageneder / Verlag Neue Erde
Bäume verstehen / Peter Wohlleben / pala Verlag
Bäume helfen heilen / Manfred Himmel / Verlag Hermann Bauer
Die Kraft des Ortes / Stefan Brönnle / Verlag Neue Erde

Impressum

BAUMHEILKUNDE
Altes Wissen bewusst erleben

Synergia Verlag, Basel, Zürich, Roßdorf,
eine Marke der Sentovision GmbH, Münchenstein
www.synergia-verlag.ch

ISBN 978-3-907246-65-8

Fotos und Text
Birgit Straka

Fotos Dryaden-Hölzer
Madeleine Ammann

Gestaltung
Jürgen Ammann

Umsetzung
Jürgen Ammann, Birgit Straka

Titelseite
Europäische Eibe

Ganzseitige Fotos
Seite 7: Eiche, Seite 12: Birke, Seite 21: Rotbuche, Seite 30: Rotbuche, Seite 41: Fichte, Seite 46: Waldkiefer, Seite 57: Schwarzpappeln, Seite 88: Eiche, Seite 108: Waldkiefer

Haftung für Inhalte
Die Inhalte meines Buches wurden mit größter Sorgfalt erstellt. Für die Richtigkeit, Vollständigkeit und Aktualität der Inhalte kann ich jedoch keine Gewähr übernehmen. Eine Haftung meinerseits für Personen-, Sach- und Vermögensschäden ist ausgeschlossen. Bei gesundheitlichen Störungen bitte einen Arzt oder Heilpraktiker aufsuchen. Die vorgestellten Methoden bieten keinen Ersatz für therapeutische oder medizinische Behandlungen.

Kontakt
Birgit Straka
Naturlehrerin & Kinesiologin

info@birgit-straka.de
www.birgit-straka.de